环保公益性行业科研专项经费项目系列丛书

环保公益性行业科研专项"涉铅企业周边儿童血铅污染的环境暴露来源解析及防控对策研究"（项目编号：201109064）

环境铅暴露的来源解析

赵秀阁　段小丽　曹素珍　林春野　孙承业　编著

中国环境出版社·北京

图书在版编目（CIP）数据

环境铅暴露的来源解析/赵秀阁等编著. —北京：中国环境
出版社，2013.11
ISBN 978-7-5111-1621-5

Ⅰ. ①环… Ⅱ. ①赵… Ⅲ. ①铅中毒—预防（卫生）
Ⅳ. ①R135.1

中国版本图书馆 CIP 数据核字（2013）第 258472 号

出 版 人	王新程	
责任编辑	孟亚莉	
责任校对	唐丽虹	
封面设计	宋　瑞	

出版发行　中国环境出版社
　　　　　（100062　北京市东城区广渠门内大街 16 号）
　　　　　网　　　址：http://www.cesp.com.cn
　　　　　电子邮箱：bjgl@cesp.com.cn
　　　　　联系电话：010-67112765（编辑管理部）
　　　　　　　　　　010-67112735（环评与监察图书出版中心）
　　　　　发行热线：010-67125803，010-67113405（传真）
印　　刷　北京市联华印刷厂
经　　销　各地新华书店
版　　次　2013 年 12 月第 1 版
印　　次　2013 年 12 月第 1 次印刷
开　　本　787×1092　1/16
印　　张　10.25
字　　数　220 千字
定　　价　40.00 元

《环保公益性行业科研专项经费项目系列丛书》

编著委员会

本书编写组

主编

赵秀阁　中国环境科学研究院　环境基准与风险评估国家重点实验室

段小丽　中国环境科学研究院　环境基准与风险评估国家重点实验室

曹素珍　中国环境科学研究院　环境基准与风险评估国家重点实验室

林春野　北京师范大学

孙承业　中国疾病预防控制中心职业卫生与中毒控制所

参加编写

陈奕汀　四川省环境保护科学研究院

聂　静　中国环境科学研究院　环境基准与风险评估国家重点实验室

王贝贝　中国环境科学研究院　环境基准与风险评估国家重点实验室

黄　楠　中南大学冶金与环境学院

李天昕　北京科技大学

范德龙　北京科技大学

董　婷　北京科技大学

程红光　北京师范大学

李培中　北京师范大学

张宏顺　中国疾病预防控制中心职业卫生与中毒控制所

孟聪申　中国疾病预防控制中心职业卫生与中毒控制所

张霖琳　中国环境监测总站

梁　宵　中国环境监测总站

王　琳　北京师范大学

田　靖　鞍山市环境监测站

魏永杰　中国环境科学研究院　环境基准与风险评估国家重点实验室

马　瑾　中国环境科学研究院　环境基准与风险评估国家重点实验室

王宗爽　中国环境科学研究院　环境基准与风险评估国家重点实验室

王先良　中国环境科学研究院　环境基准与风险评估国家重点实验室

王菲菲　中国环境科学研究院　环境基准与风险评估国家重点实验室

钱　岩　中国环境科学研究院　环境基准与风险评估国家重点实验室

王红梅　中国环境科学研究院　环境基准与风险评估国家重点实验室

张金良　中国环境科学研究院　环境基准与风险评估国家重点实验室

"十一五"环保公益性行业科研专项经费项目系列丛书

序　言

　　我国作为一个发展中的人口大国，资源环境问题是长期制约经济社会可持续发展的重大问题。党中央、国务院高度重视环境保护工作，提出了建设生态文明、建设资源节约型与环境友好型社会、推进环境保护历史性转变、让江河湖泊休养生息、节能减排是转方式调结构的重要抓手、环境保护是重大民生问题、探索中国环保新道路等一系列新理念新举措。在科学发展观的指导下，"十一五"环境保护工作成效显著，在经济增长超过预期的情况下，主要污染物减排任务超额完成，环境质量持续改善。

　　随着当前经济的高速增长，资源环境约束进一步强化，环境保护正处于负重爬坡的艰难阶段。治污减排的压力有增无减，环境质量改善的压力不断加大，防范环境风险的压力持续增加，确保核与辐射安全的压力继续加大，应对全球环境问题的压力急剧加大。要破解发展经济与保护环境的难点，解决影响可持续发展和群众健康的突出环境问题，确保环保工作不断上台阶出亮点，必须充分依靠科技创新和科技进步，构建强大坚实的科技支撑体系。

　　2006年，我国发布了《国家中长期科学和技术发展规划纲要（2006—2020年）》（以下简称《规划纲要》），提出了建设创新型国家战略，科技事业进入了发展的快车道，环保科技也迎来了蓬勃发展的春天。为适应环境保护历史性转变和创新型国家建设的要求，原国家环境保护总局于2006年召开了第一次全国环保科技大会，出台了《关于增强环境科技创新能力的若干意见》，确立了科技兴环保战略，建设了环境科技创新体系、环境标准体系、环境技术管理体系三大工程。五年来，在广大环境科技工作者的努力下，水体污染控制与治理科技重大专项启动实施，科技投入持续增加，科技创新能力显著增强；发布了502项新标准，现行国家标准达1 263项，环境标准体系建设实现了跨越式发展；完成了100余项环保技术文件的制修订工作，初步建成以重点行业污染防治技术政策、技术指南和工程技术规范为主要内容的国家环境技术管理体系。环境科技为全面完成"十一五"环保规划的各项任务起到了重要的引领和支撑作用。

为优化中央财政科技投入结构,支持市场机制不能有效配置资源的社会公益研究活动,"十一五"期间国家设立了公益性行业科研专项经费。根据财政部、科技部的总体部署,环保公益性行业科研专项紧密围绕《规划纲要》和《国家环境保护"十一五"科技发展规划》确定的重点领域和优先主题,立足环境管理中的科技需求,积极开展应急性、培育性、基础性科学研究。"十一五"期间,环境保护部组织实施了公益性行业科研专项项目234项,涉及大气、水、生态、土壤、固废、核与辐射等领域,共有包括中央级科研院所、高等院校、地方环保科研单位和企业等几百家单位参与,逐步形成了优势互补、团结协作、良性竞争、共同发展的环保科技"统一战线"。目前,专项取得了重要研究成果,提出了一系列控制污染和改善环境质量技术方案,形成一批环境监测预警和监督管理技术体系,研发出一批与生态环境保护、国际履约、核与辐射安全相关的关键技术,提出了一系列环境标准、指南和技术规范建议,为解决我国环境保护和环境管理中急需的成套技术和政策制定提供了重要的科技支撑。

为广泛共享"十一五"期间环保公益性行业科研专项项目研究成果,及时总结项目组织管理经验,环境保护部科技标准司组织出版"十一五"环保公益性行业科研专项经费项目系列丛书。该丛书汇集了一批专项研究的代表性成果,具有较强的学术性和实用性,可以说是环境领域不可多得的资料文献。丛书的组织出版,在科技管理上也是一次很好的尝试,我们希望通过这一尝试,能够进一步活跃环保科技的学术氛围,促进科技成果的转化与应用,为探索中国环保新道路提供有力的科技支撑。

中华人民共和国环境保护部副部长

吴晓青

2011 年 10 月

目　录

第一章 概 述

铅是对人体有毒有害的重金属之一。美国环保局根据充分的动物实验及部分人体研究,自 1993 年起将铅及其化合物归类为对人类可能致癌物(Group B2)。美国国家环境卫生科学研究所建议,将醋酸铅(Pb(C$_2$H$_3$O$_2$)$_2$)和磷酸铅(Pb$_3$(PO$_4$)$_3$)作为合理的、预期的人类致癌物。

尽管有很多证据证明铅暴露具有潜在的致癌性(IARC,2006),IARC(国际癌症研究机构)仍因为铅对人类及动物的致癌效应均不明确,将无机铅化合物归类为对人类可能致癌物(Group 2A),将有机铅化合物归类为非致癌物(Group 3)。

我国自 1987 年起,将铅纳入了有毒化学品的优先登记名单,并于 1989 年规定铅为水中优先控制污染物黑名单中 10 种无机污染物之一(周文敏,1991)。

1.1 铅的理化性质

铅是一种化学物质,化学符号是 Pb(拉丁语 Plumbum),CAS 号为 7439-92-1,是周期表中第四族元素,原子序数 82,相对原子质量 207.2。纯铅为蓝灰色或银灰色,没有氧化层的铅色泽光亮,密度高,硬度非常低,延性很强(李瑞松,1996)。

金属铅的熔点较低,为 327.5℃,沸点为 1 620℃,加热至 400~500℃时即有大量铅蒸气冒出,在空气中迅速氧化为氧化亚铅(Pb$_2$O),凝集成铅烟(王守志,1992;陆贞玉,李文智,2009)。随着熔铅温度的升高,铅可以生成氧化铅(密陀僧,PbO)、三氧化二铅(黄丹、樟丹,Pb$_2$O$_3$)、四氧化三铅(红丹,Pb$_3$O$_4$)。所有铅的氧化物都以粉末状态存在,易溶于酸。

由于金属铅密度较大(11.34 g/cm^3),所以单位体积的金属铅很重,1 m^3 的铅重达 11.3 t;铅质软且有良好的展性,在常温下即可扎成铅皮、铅箔,但没有延性,不能拉成丝;铅对 X 射线及 γ 射线具有良好的吸收能力,广泛用作 X 光机和原子能装置的防护材料。正是具有硬度小、密度大、熔点低、容易提取、比较软、易于加工、在液态下流动性大等特性,并且分布广泛,铅已经成为人类最为广泛使用的金属之一。

金属铅的导电性能低,且易氧化。金属铅在空气中受到氧、水和二氧化碳作用,其表面会很快氧化成灰黑色的氧化铅。这层氧化铅形成一层致密的薄膜,防止内部的铅进一步被氧化。铅的化学性质比较稳定，不易被腐蚀，因此它往往用于制作装载强腐蚀力物质（比如硫酸）的容器。加入少量锑或其他金属可以提高它的抗腐蚀力。

在加热下，铅能快速地与氧、硫、卤素化合；铅与冷盐酸、冷硫酸几乎不起作用，能与热或浓盐酸、硫酸反应；铅与稀硝酸能反应，但与浓硝酸不反应，且能缓慢溶于强碱性溶液（郭学益，2009）。铅对人体健康危害主要与它的氧化活性有关。

铅及其化合物的主要性质见表 1-1（Weast，1985）。

表 1-1　铅及其化合物的主要性质

物质名	化学式	原子量/分子量	熔点/℃	沸点/℃	颜色和物理形态	冷水中溶解度/（g/L）	溶剂
铅	Pb	207.19	327.502	1 740	蓝灰色或银灰色	不溶	HNO_3、热的浓硫酸、热水、甘油、乙醇（轻微溶解）
醋酸盐	$Pb(C_2H_3O_2)_2$	325.28	280	—	片状结晶	443	—
碳酸盐	$PbCO_3$	267.2	315（分解）	—	白色粉末	0.001 1	酸、碱、热水中分解
氯酸盐	$Pb(ClO_3)_2$	374.09	230（分解）	—	—	可溶	乙醇
氯化物	$PbCl_2$	278.1	501	950	—	919	氨盐、在稀盐酸和稀氨水中微溶、热水中 33.4 g/L
硝酸盐	$Pb(NO_3)_2$	331.2	470（分解）	—	白色粉末	376.5	乙醇、碱、氨、热水中 1 270 g/L
正磷酸盐	$Pb_3(PO_4)_2$	811.51	1 014	—	—	0.000 14	碱、HNO_3
草酸盐	PbC_2O_4	295.21	300（分解）	—	—	0.001 6	HNO_3
二氧化物	PbO_2	239.19	290（分解）	—	棕色结晶	不溶	稀盐酸、微溶于醋酸
一氧化物	PbO	223.19	888	—	黄色粉末和橘黄色结晶两种变体	0.017	稀 HNO_3、醋酸
硫酸盐	$PbSO_4$	303.25	1 170	—	白色粉末	0.042 5	氨盐、微溶于浓硫酸
硫化物	PbS	239.25	1 114	—	黑褐色结晶	0.000 86	酸

1.2　铅的用途

铅早在几千年前就已被人们认识并广泛应用。《圣经·出埃及记》中就已经提到了铅，公元前 3000 年，人类已会从矿石中熔炼铅。在英国博物馆里藏有在埃及阿拜多斯清真寺发现的公元前 3000 年的铅制塑像。在公元前 1792—前 1750 年巴比伦皇帝汉穆拉比统治时期，已经有了大规模的铅生产。

我国早在殷代末年纣王时便已会炼铅。公元前 16 至前 11 世纪的商朝中期，青铜器的铸造便已使用到铅。公元 400 年前，我国古籍中便记载了铅白的人工合成步骤。铅提炼出来后可以制作成铅丹或铅白等，其成分为水合白铅矿，主要应用在配釉和制作颜料（又称铅粉、水粉、胡粉）中，例如秦俑彩绘便使用了铅白。铅对近代文明的贡献很多，其中应当首推铅字。1450 年，德国人谷登堡将制成的铅合金活字版以油墨印刷，从而奠定了现代铅印的基础。现在，铅及其化合物已经被广泛应用于工业生产过程及各种产品生产中，如建筑、化工、制造、印刷、交通运输、军火等多个行业，以及颜料和油漆、化妆品、电子产品器件、陶瓷和釉料、医药、放射性防护等多类产品。

2012 年，我国精炼铅产量为 464.6 万 t，消费量为 462.8 万 t，最大消费领域为铅酸蓄电池生产，约占铅总消费量的 70%（王金良，孟良荣，2006），其次为铅板及铅管、铅片及合金生产和颜料、化工制品生产（阎雷姣，李响，2012）。

1.2.1 铅酸蓄电池

铅酸蓄电池具有电力强劲、使用寿命长、使用范围广、原材料丰富、造价低廉等显著优点，是一种技术完备、性能优越、发展十分成熟的传统蓄电池。目前被广泛应用于生产、生活等各个领域，它所消耗的铅量占全球总耗铅量的 82%（阎雷姣，李响，2012）。铅酸蓄电池一般由正极板、负极板、隔板、电池槽、电解液和接线端子等部分组成，其电极主要由铅制成。我国是铅酸蓄电池的生产大国，主要产地包括浙江、山东、河北、江苏、湖北、广东等。

1.2.2 汽油防爆剂

汽油是从石油中提炼出来的一种液体燃料，也是人类使用最为广泛的一种燃料。石油（或者称为原油）是不能直接作为燃料使用的，是烃类化合物的混合物。在汽油的各种性质中，抗震性是其最主要的一个性能。为了提高汽油的抗震性，可以在汽油中适当加入一些添加剂去抑制自燃的发生。用得最多、效果颇佳的添加剂就是四乙基铅。加 0.1%的四乙基铅可以使直馏汽油的辛烷值提高 14～17，辛烷值愈低的汽油，加四乙基铅的作用愈明显。如在正庚烷中加 0.1%四乙基铅可提高辛烷值 47。四乙基铅的作用是在燃烧过程中分解出铅，然后氧化成氧化铅。氧化铅在烃类的燃烧反应中，可以将烃类过氧化物分解成醛类化合物，从而减少了烃类过氧化物分解成自由基的机会，使汽油蒸气的自燃倾向大大减少，从而起到了抗震的效果，而航空用油的四乙基铅的含量还要更高一些（陶甄，1983）。

1.2.3 铅颜料

颜料是一类具有装饰和保护双重作用的有色物质，通常是以细微粒子的分散形式应用于涂料、油墨、塑料、橡胶、纺织品、纸张、建材和搪瓷等制品中（毕胜，2003）。颜料按分子结构和组成，可分为无机颜料、有机颜料和金属颜料等类型。全球颜料消费总量中，67%用于油墨，16%用于涂料，10%用于塑料，其他用途占 7%。

铅铬颜料行业是一个传统行业（杜昌林，2013）。铅铬黄颜料（孙焦明，2012）英文名称：Lead Chromate Yellow，颜料索引号：颜料黄 34 C.I.Pigment Yellow 34；CASRN：7758-97-6。分子式为 $xPbCrO_4 \cdot yPbSO_2 \cdot Z$（$x$、$y$ 的数值随铅铬黄颜料的颜色变化而变化，Z 为无机或有机表面处理物质），相对分子量为 323.22。其性状为单斜或斜方结晶体的黄色粉末，相对密度为 6.12，熔点为 844℃。不溶于水、溶剂和醋酸，溶于强碱或无机强酸。铅铬黄作为一种重要的无机彩色颜料，也是传统意义上最重要的无机黄颜料，从 18 世纪起，铬黄颜料就已经开始风靡世界了（Cowley，1986）。铅铬黄色谱完整，工业产品按色泽深浅分，有柠檬黄、浅铬黄、中铬黄、深铬黄和钼铬黄等品种。因其具有优良的使用性能，价格低廉，色泽艳丽，色域广泛，所以在涂料、油墨、塑料、人造革的着色以及广告色的制造等方面得到广泛应用。

无机颜料的生产有着悠久的历史，公元前 3000—前 2000 年，人类发明了铅白的生产方法，公元 1 世纪开始有了红丹和黄丹的生产，1818 年铅铬颜料问世。我国铅铬颜料的生产开始于 20 世纪 40 年代，最早生产铅铬颜料的是精勤家庭化学工业社，创建于 1937 年 1 月，月产量 50～100 kg，1946 年成立了新中油脂厂，到 1975 年已经建立了十余家国有企业，各企业的产量从几百吨到 2 000 t 不等，总产量在 10 000 t 左右。到了 2011 年，铅铬颜料的产量已达 52 699.9 t。目前，我国现有铅铬颜料生产企业 40 余家，分布较为分散，沿海、中南、中原三大区域都有。东南沿海地区是国内铅铬颜料生产制造业最为引人关注的中心区域，各企业的生产工艺基本相同。据了解，中小规模的铅铬颜料生产企业在江苏、浙江、山东、河南、河北、湖南也有不少，产能在 1 000 t/a 以上的不足 20 家。

铅铬黄在我国虽已有几十年的生产基础，但其品种的质量水平还较低，高技术含量的产品还很少。铅铬黄致命的弱点是含有铅、铬重金属元素，使之在国际上的应用受到越来越严格的限制，产量也逐渐萎缩，越来越多地被性能更好的新品（如铋黄，即钒酸铋/钼酸铋混合体）所取代。目前的产品只能用于性能要求不高的场合，其中 80%左右用于涂料工业。

1.2.4 铅管和铅板

铅管和铅板在化工、冶金中常作为保护设备的耐酸、耐腐蚀材料、铅与其他金属组成合金，广泛用于轴承耐磨合金、印刷活字版合金、焊料合金以及榴炮弹玩等。

自来水管道和管道焊料中铅的渗出以及水龙头含有的铅是城市自来水中铅污染的主要来源。用 488 nm 蓝色荧光测定两种自来水管道中的铅含量，结果表明镀锌钢管管道水样中铅的含量为 0.025 9 μg/ml，硬聚氯乙烯（U-PVC）管道水样中铅的含量为 0.013 5 μg/ml。因此，若考虑潜在的铅污染作为自来水管道的选材，硬聚氯乙烯（U-PVC）管道可能优于镀锌钢管管道（党艳秋，王炳福，2007）。

1.2.5 铅防护容器

铅由于其较好的 X 射线及 γ 射线吸收能力，被广泛地用作 X 光机和原子能装置的防护材料，也常用于进行放射性化学药剂试验的实验室。铅罐和铅片可保护操作人员免受放射性药品危害，并防止胶片因辐射的散射光源而走光；衬铅被视为"重屏蔽容器"，用于清除核废料；铅皮可保护运送放射性液体的管道。高速切屑钢含铅 0.2%～0.5%，具有易于机器加工的特性，在现代工程上必不可少。

铅及其合金是生产电缆的重要原料，主要用作电缆的护套材料，在绝缘层外，保护层内。铅套是以挤包的形式存在，在电缆中可以看做是铠装层，也可以看做是护套层，不过国家标准将它视为一个独立的结构，主要起保护缆芯的作用。一般铅套电缆在电力电缆当中使用较多，具体可参考国家标准 GB/T 12706—2008。导体—绝缘—成缆—内护—铅套—外护套，这是最基本的结构。以前的铅套电缆护层起着防腐蚀与防机械损伤的作用，也用来增加屏蔽效果。过去的铝套电缆和敷设于腐蚀环境中的铅套电缆都要加上塑料外护层。现在的无卤要求越来越高，铅套材料的市场已经萎靡，铝套电缆开始逐步替代铅套电缆。但在海水工业中，铅套材料比铝套材料有优势。

1.2.6　电气与无线电通信

长期以来，市话电缆采用纸绝缘铅护套通信电缆。当电线用橡皮绝缘时，铅电缆包皮用于制造包裹电缆及海底电缆的铅皮和熔断保险丝；它可用来隔绝引起橡皮损坏的光和大气成分。海底电缆也是一种用铅包皮以防止海水和海底有机物腐蚀的有效密封。铅的这一用途正被较坚固耐久且更合适的绝缘材料所取代。

1.2.7　印刷

长期用于印刷杂志和报纸的活字金由含铅（80%）、锑和铋的合金组成，此种合金凝固时膨胀并产生较好的印刷效果。目前，由于采用平版胶印等较新的印刷技术，印刷中对铅的需求不断减少，含铅合金在印刷中的应用将会被逐渐淘汰。

1.2.8　工程与电子设备

铅最早的一个用途是用作焊料。尽管铅在某些工程上的用量正在减少，但某些用途的用量正大量增长，其中一个用途是作为防散射 X 射线和其他原子辐射的防护用具。

1.2.9　其他用途

酒瓶塞用铅箔保护，目前虽已采用许多代用品，但比较昂贵的酒仍在用它。另外，由于其较大的比重，铅是制造子弹、炮弹等的最好材料。铅的一些化合物，如氧化铅在橡胶硫化过程及精炼石油时，用作促进剂；另外一些含铅化学物质，如醋酸铅等不仅用于医药部门，而且还在纺织工业上用作媒染剂等。

从人们深入认识到铅对人体的毒害作用以来，基于性能及环保的要求，铅的应用和消费日益降低。目前，虽然汽油、染料、焊锡和水管中一般都不含铅，但铅及其化合物在其他众多领域的使用仍相当广泛，如用作蓄电池的电极、聚氯乙烯的稳定剂、各种电子产品器件等。

本章参考文献

[1] ATSDR，lead [EB/OL]，http：//www.atsdr.cdc.gov/substances/toxsubstance.asp？toxid=22.

[2] Cowley A C D. 1986. Lead chromate‐that dazzling pigment. Review of Progress in Coloration and Related Topics. 16（1）：16-24.

[3] IARC. 2006. Lead and lead compounds. Monographs 87.

[4] USEPA. Lead and compounds（inorganic） [EB/OL]，http：//www.epa.gov/ncea/iris/subst/0277. htm#content.

[5] Weast R C，Astle M，et al.（1984）. 1985：CRC handbook of chemistry and physics，CRC Press，Inc.，Boca Raton，FL.

[6] 毕胜. 2003. 国内外颜料工业概况及发展趋势. 涂料工业，7：44-47，56.

[7] 党艳秋，王炳福. 2007. 两种自来水管道对水中铅含量的影响. 科技咨询导报，21：32-34.

[8] 杜昌林. 2013. 铬铅颜料行业的现状及走向. 中国涂料，2：34-38.

[9] 郭学益，钟菊芽，宋瑜，等. 2009. 我国铅物质流分析研究. 北京工业大学学报，11：1554-1561.

[10] 陆贞玉，李文智. 2009. 铅中毒. 中国校医，23（5）：600-602.

[11] 孙焦明. 2012. 铅铬黄颜料使用及安全性能. 中国涂料，9：17-18，27.

[12] 陶甄. 1983. 汽油与铅污染. 环境科学动态，1：4-5.

[13] 王金良，孟良荣. 2006. 精铅市场和铅蓄电池的发展：2006 中国动力电池高层论坛论文集.

[14] 王守志. 1992. 重点登记管理化学毒物介绍之二十九——铅及其化合物. 化工劳动保护（工业卫生与职业病分册），1：37-38.

[15] 阎雷姣，李响. 2012. 《废旧铅酸蓄电池绿色节能回收工艺调研及其标准体系的建立》的意义. 品牌与标准化，2：15-16.

[16] 周文敏，傅德黔，孙宗光. 1991. 中国水中优先控制污染物黑名单的确定. 环境科学研究，4（6）：9-12.

第二章　铅的来源、排放及分布

2.1　铅的来源与排放

铅是地壳元素之一，地壳中的含量为 16 mg/kg，天然铅常与银、铜、砷、锑、铋、锡的硫化物共生。根据不同的成矿年代，铅在煤、石油、矿石等矿产资源中广泛分布。

环境中铅的来源包括自然来源和人为来源。自然来源是指通过火山爆发、森林火灾、风化等自然现象释放到环境中的铅，但环境中自然来源的铅含量较低（袁诗璞，2011）。被众多研究视为环境背景点的世界上最高的大气环境监测点——珠穆朗玛峰观测站，其夏季大气中铅的质量浓度较低，为 0.013 3 μg/m³。铅的非自然来源也即人为来源，是指人类活动排放的铅。人为来源铅包括铅矿及其伴生金属矿的开采、冶炼、加工过程中产生的工业铅，含铅产品如铅蓄电池、铅管/板、含铅颜料等的加工或生产过程中产生的工业铅，汽车尾气导致的交通铅和燃料燃烧产生的铅等。铅的人为排放是造成当今世界铅污染的主要原因，全球机动车污染源每年排放约 26 万 t 铅进入环境，金属冶炼工业源每年排放约9 万 t 铅进入环境，燃煤污染源每年排放 2.75 万～3.5 万 t 铅进入环境（WHO，2008）。USEPA（2008）的调查结果表明，对美国大气中铅贡献率最高的三个排放源依次为交通污染源、工业污染源和燃料燃烧污染源。Mukai（1993）在对中国多个城市大气中铅同位素丰度比的研究中指出，汽车尾气、燃煤飞灰和工业排放（尤其是冶炼、冶金工业）是中国城市铅污染的主要来源。

Tan 等（2006）基于微型质子诱导 X 射线得到的单颗粒的粒子数及铅浓度进行分析，研究表明全国大气中 50%的铅来源于生活及工业用煤的燃烧，35%的铅来源于冶金粉尘，15%的铅来源于机动车尾气排放，水泥制造和土壤扬尘对大气铅的贡献不足 2%。另一项研究也表明，根据各行业大气铅排放估算模型对我国 1990—2009 年空气铅排放量的估算，在使用含铅汽油时期，大气铅的排放有 81.9%来源于机动车尾气，11.6%来源于生产、生活中煤的燃烧排放，4.7%来源于有色金属冶炼，而水泥及钢铁生产和石油燃烧的排放量不足总排放量的 0.9%；含铅汽油禁止使用以后，我国大气中 53%的铅来源于生活及工业用煤的燃烧，32.5%的铅来源于有色金属的冶炼，9%的铅来源于水泥、钢铁的生产，5%的铅来源于交通尾气排放（Li et al.，2012）。在我国一些发达城市，如上海，其空气中的含铅颗粒物主要也是来源于煤的燃烧排放，占全部排放量的 50%（Zhang et al.，2009）。

2.1.1 铅矿

随着工业的发展,世界铅矿产量从 1998 年的 301.85 万 t 增加到 2008 年的 388.43 万 t,年均增长率为 2.6%。其中精炼铅产量从 599.84 万 t 增加到 867.06 万 t,年均增长率为 3.8%;再生铅产量从 324.62 万 t 增加到 467.16 万 t,年均增长率为 3.7%。截至 2008 年,世界已查明的铅资源量为 15 亿多 t,铅储量为 7 900 万 t,基础储量为 17 000 万 t,主要分布在澳大利亚、中国、美国和哈萨克斯坦四国,其中,中国储量占世界储量的 13.9%,基础储量占世界基础储量的 21.2%(奚牲,2009),见表 2-1。图 2-1 为 1994—2010 年中国、美国、澳大利亚、全球铅矿年产量。

表 2-1　世界铅储量分布(2009)

国家	铅储量/万 t	比例/%	铅基础储量/万 t	比例/%
澳大利亚	2 400	30.4	5 900	34.70
中国	1 100	13.9	3 600	21.20
美国	700	9.7	1 900	11.20
哈萨克斯坦	500	6.3	700	4.10
加拿大	40	0.5	500	2.90
秘鲁	350	4.4	400	2.40
世界总计	7 900	100	17 000	100

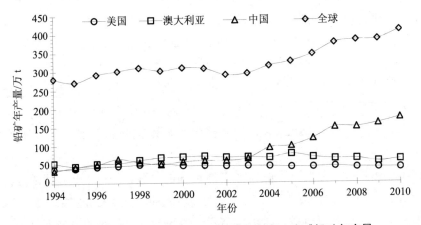

图 2-1　1994—2010 年中国、美国、澳大利亚、全球铅矿年产量

我国是铅的生产和消费大国,2003 年中国的金属铅锌生产量达到世界第一(薛亚洲等,2006)。1998—2008 年,中国铅矿生产量从 58.05 万 t 增加到 151.56 万 t,年均增长 10.1%;精炼铅产量从 75.69 万 t 增加到 320.64 万 t,年均增长 15.5%;再生铅产量从 24.16 万 t 增加到 95.7 万 t,年均增长 14.8%,均高于世界同类产品的年均增长率。1998—2008 年,我国精炼铅消费量从 53.02 万 t 增加到 313.49 万 t,年均增长 19.4%,同时,中国消费量占世界消费量的比例从 1998 年的 8.7%增长到 2008 年的 36.2%(奚牲,2009;戴自希等,2004)。

　　我国铅锌矿床主要集中于云南、内蒙古、甘肃、青海、广东、湖南和广西 7 省区，合计铅和锌储量分别占全国储量的 57.66% 和 65.88%（陈喜峰，2008）。

　　河南、湖南、安徽和云南铅精矿产量最大，分别占全国产量的 31.28%、21.40%、12.72% 和 11.36%，四省总产量超过全国产量的 70%（中国有色金属工业协会，2012）。

　　铅矿的采选、冶炼、加工，含铅产品的生产与使用等过程均可能向水体、大气、土壤等环境介质中排放含铅污染物。铅矿开采、冶炼厂生产、铅蓄电池的生产与使用等工业铅排放已经成为我国环境铅污染的主要来源。人体通过呼吸道、消化道或手、口等途径暴露于铅，造成大脑和神经系统的损伤，甚至对婴幼儿发育和智力造成不可逆损害。

2.1.1.1 铅冶炼与加工

（1）铅冶炼加工行业现状

　　我国现有 400 余家铅冶炼企业，粗铅冶炼厂、电解铅冶炼厂和综合铅冶炼厂各占 1/3。我国铅冶炼生产工艺中传统的烧结—鼓风炉工艺的铅产量占全国总产量的 80% 以上。该工艺在生产过程中会产生烧结焙烧含铅烟尘，熔炼含铅烟尘，烟化含铅烟尘和电解含铅烟尘。一般小型工厂根本没有收尘设施，铅烟尘直接排空，污染周围的空气，尤其对生产工人的身体健康影响极大；部分大型的铅电解厂虽然采取了一系列收尘措施，但效果不理想。

　　再生铅冶炼厂的原料主要是各种报废铅蓄电池。我国每年从车、船、电力、电信、广播电视等领域报废的铅蓄电池多达 5 000 万只，完整蓄电池含铅质量分数为 67.95%，碎蓄电池含铅质量分数达 84.55%。我国现有再生铅生产企业近 300 家，年产量在几十吨至几千吨之间，多分布在河北、河南、山东等地。由于再生铅生产企业规模小，缺少规范的厂房和污染防治措施，仍然采用手工解体废铅蓄电池、铅泥自然晾晒、与其他废杂铅基合金废料混合用反射炉冶炼的生产工艺，不仅冶炼铅回收率低，且铅蒸气、铅尘、废酸液、废水不经处理直接排放，铅污染严重。

（2）铅冶炼污染物排放情况

　　铅的冶炼是铅污染的重要来源之一，铅冶炼工艺有多种，以传统的"烧结机—鼓风炉工艺"和较先进的"富氧熔池熔炼工艺"为例，污染物的排放情况分别见表 2-2 和表 2-3。

表 2-2 烧结机—鼓风炉工艺污染物产生排放基础情况

类型	产生源特点	污染物类别	防治设施及技术	排放特点
废气	粉料堆存、装卸	粉尘、铅尘	料仓集中存放、洒水抑尘	无组织间歇排放
	混合、配料、制粒	粉尘、铅尘	布袋收尘器	有组织连续排放
	煤气炉吹风气	烟尘	无	—
	烧结制酸尾气	SO_2、烟尘、铅尘	U 形管冷却、布袋除尘、非稳态制酸	稳定有组织排放
	结块破碎筛分	粉尘、铅尘	布袋收尘器	有组织连续排放
	返粉细碎	粉尘、铅尘	布袋收尘器	有组织连续排放

类型	产生源特点	污染物类别	防治设施及技术	排放特点
废气	熔炼工艺废气	SO_2、烟尘、铅尘	U 形管冷却、布袋除尘	稳定有组织排放
	电热前床	烟尘、铅尘	布袋收尘器	稳定有组织排放
	煤粉制备	粉尘	布袋收尘器	稳定有组织排放
	氧化锌尾气	SO_2、粉尘	静电收尘器	稳定有组织排放
污水	SO_2 净化产生污酸	pH、砷、铅	石灰中和、沉淀	间歇外排
	制酸间接冷却水	—	冷却塔、循环使用	间歇外排
	水套间接冷却水	热	补入冲渣系统	不直接外排
	冲渣水	铅、铜	沉淀捞渣、循环使用	不稳定间歇外排
固废	含铅危险废物	铅	洗涤回收铅粉	不排放
	炉渣	—	生产建材或堆存	不排放
	含铅废物	铅、铜	回鼓风炉熔炼	不排放
	冶炼废物	铅、锌	生产建材或堆存	不排放

表 2-3　富氧熔池熔炼工艺污染物产生排放基础情况

类型	产生源特点	污染物类别	防治设施及技术	排放特点
废气	粉料堆存、装卸	粉尘、铅尘	料仓集中存放、洒水抑尘	无组织间歇排放
	混合、配料、制粒	粉尘、铅尘	布袋收尘器	有组织连续排放
	烧结制酸尾气	SO_2、烟尘、铅尘	U 形管冷却、静电除尘、两转两吸制酸	稳定有组织排放
	熔炼工艺废气	SO_2、烟尘、铅尘	U 形管冷却、布袋除尘	稳定有组织排放
	电热前床	烟尘、铅尘	布袋收尘器	稳定有组织排放
	煤粉制备	粉尘	布袋收尘器	稳定有组织排放
	氧化锌尾气	SO_2、粉尘	静电收尘器	稳定有组织排放
污水	SO_2 净化产生污酸	pH、砷、铅	石灰中和、沉淀	间歇外排
	制酸间接冷却水	—	冷却塔、循环使用	间歇外排
	水套间接冷却水	热	补入冲渣系统	不直接外排
	冲渣水	铅、铜	沉淀捞渣、循环使用	不稳定间歇外排
固废	含铅危险废物	铅	洗涤回收铅粉	不排放
	含铅废物	铅、铜	回鼓风炉熔炼	不排放
	冶炼废物	—	生产建材、集中堆存	不排放

（3）铅冶炼加工行业存在的主要问题

技术相对落后，装备水平较低，能耗偏高。除少部分冶炼企业集团工艺装备先进外，我国大部分铅冶炼企业主要采用传统的小反射炉、鼓风炉等传统的熔炼工艺，其所产铅量占总产量的 50%。由于熔炼技术和设备落后，环境污染和资源浪费严重。主要表现在：一是铅回收率低，国有大企业的铅回收率能达到 94%，大部分的中小企业回收率仅为 90% 以下，而国外的回收率一般为 95%，这造成我国每年有 30 万～40 万 t 铅在熔炼过程中流失；二是能耗高，2005 年我国铅冶炼行业能耗为 655 kg 标准煤/t 铅，国外同行业能耗则低于 470 kg 标准煤/t 铅；三是污染严重，熔炼过程中有大量的铅蒸气、铅尘、二氧化硫排放。

企业规模小、数量多、行业集中度较低。我国铅锌矿区数量多，但是特大型、大型铅锌矿床较少。全国 905 个矿山中，大型矿山 3 个，中型矿山 17 个，说明我国铅矿采选业以零散的小生产者为主，而大部分小型企业年产量不足 2 000 t。我国铅锌冶炼行业这种极其分散的生产组织结构，不仅造成企业经营行为粗放、重复建设严重、行业自律能力差和恶性竞争，还严重削弱了我国铅锌冶炼行业的整体竞争能力。

"三废"污染仍很严重，需要加大治理力度。铅锌冶炼工艺产生的 SO_2 烟气和铅尘不加回收利用、生产环境恶劣、SO_2 和粉尘排空，严重污染环境；不少企业存在污酸处理渣、水处理中和渣随意堆放污染地下水的现象；小型铅冶炼厂废水往往不经处理直接排放，造成重金属离子或苯和酚等有害物质污染水体。小型企业没有回收其中的有价金属，严重浪费资源，能耗高，对资源和能源有着很高的依赖性。近年来，有些冶炼企业通过引进技术治理铅冶炼产生的污染，但是大部分企业受工艺条件和设备的限制，SO_2 无组织排放和铅尘污染仍未得到有效控制，目前已经成为行业的共性问题。至于尚在使用的烧结锅－鼓风炉炼铅工艺产生的 SO_2 及铅尘污染更加严重，基本没有任何治理措施。

2.1.1.2 铅酸蓄电池生产

铅酸蓄电池是指电极主要由铅制成，电解液是硫酸溶液的一种蓄电池。一般由正极板、负极板、隔板、电池槽、电解液和接线端子等部分组成。铅酸蓄电池制造工艺包括铅粉制造、板栅铸造、极板制造、极板化成和电池装配等流程。

铅及其化合物是铅酸蓄电池行业的主要特征污染物之一，来自铅酸蓄电池生产排放的含铅废水、铅尘和废气、废渣，铅酸蓄电池生产过程中涂板工序、化成工序以及电池清洗工序产生含铅的重金属废水；板栅铸造、合金配置、铅零件及铅粉制造等工序产生多种含铅烟、铅尘等。

铅酸蓄电池生产过程中，铅粉制造和板栅铸造工序产生的铅尘或铅蒸气，通过无组织排放或经排气筒进入大气污染周边大气环境，涂板工序、化成工序以及电池清洗工序可产生含铅的重金属废水，排放后会对水体及土壤环境造成污染。有研究发现（苏志富，2002）：电池厂周围土壤中铅的污染程度与范围取决于离电池厂的距离和电池厂铅排放源烟囱的高度；电池厂周围水体中铅的含量，随着距离的增加呈递减的趋势，污染程度与范围取决于排放的污水中铅的含量、离排放口的距离以及河流的情况（如流速大小、水域范围等）；电池厂周围植物根、茎、叶和果实也受到了不同程度的铅污染。

针对铅蓄电池及再生铅行业引发的铅污染事件的高发态势，为进一步贯彻落实《国务院办公厅转发环境保护部等部门关于加强重金属污染防治工作指导意见的通知》《重金属污染综合防治"十二五"规划》（以下简称《规划》），切实加强铅蓄电池（包括铅蓄电池加工（含电极板）、组装、回收）及再生铅行业的污染防治工作，保护群众身体健康，促进社会和谐稳定，环境保护部发布了《关于加强铅蓄电池及再生铅行业污染防治工作的通知》（环发[2011]56 号）。2008 年 11 月 21 日环境保护部正式发布《清洁生产标准 铅蓄电池工业》(HJ 447—2008),自 2009 年 2 月 1 日起正式实施。该标准规定了在达到国家和地方环境标准的基础上,根据当前的行业技术、装备水平和管理水平,蓄电池工业企业清洁生产的一般要求,对生产工艺与装备要求、资源能源利用指标、产品指标、污染物产生指标和环境管理要求等进行了规定。

2.1.1.3 铅材生产加工

铅材是化学及其相关工业的一种很重要的耐蚀材料,如铅板、管、丝、网及铅锡涂层等。铅在铸造工艺中应用也很广泛。铅的铸造产品包括轴承、铅字板、密封垫圈、弹头、压舱配重等,甚至大型核电站防辐射层的整体铸件。在铅材生产过程中,高温工段(如铸造工艺)会产生铅烟尘污染。

2.1.1.4 钢铁冶炼

钢铁生产时,一些矿石中铅含量较高。在烧结和高炉、转炉、电炉冶炼等工艺过程中,400~450℃时有一定量的铅蒸气逸出,可形成高度分散的气溶胶而污染大气环境。张桂林等(2006)研究发现,烧结和电炉、转炉冶炼排放的烟尘中,平均含铅量高达 6 104 μg/g。在碳钢精炼过程中,每生产 1 t 钢铁会产生 10~15 kg 烟尘,烟尘中铅质量分数为 4%~9%,主要以氧化铅形态存在。

铅浴淬火是钢丝等温热处理常用的方法之一,由于铅浴淬火温度一般在 500℃以上,因此会产生大量铅蒸气,由铅锅逸出的铅蒸气在空气中迅速氧化,以氧化铅的形态形成铅烟尘凝集并弥漫于生产车间内,排入大气环境后造成铅污染。

2.1.2 煤

煤炭是一种重要的矿产资源。煤炭的演变史与生物的进化史一样,经历了由低级向高级逐步演化的漫长历史进程。煤炭按照成煤时间划分为不同的类型。我国各主要聚煤期所形成的煤炭资源量差别较大,其中以侏罗纪成煤最多,占总量的 39.6%,以下依次为石炭二叠纪(北方)38.0%,白垩纪 12.2%,二叠纪(南方)7.5%,第三纪 2.3%,以及三叠纪 0.4%,这和全球性主要聚煤期的储量分布基本一致(陈鹏,2001)。我国煤炭预计储量为 4.55×10^{12} t,划分为 5 个聚煤区,其中华北石炭二叠纪聚煤区煤炭储量占全国储量 47.15%;西北早、中侏罗纪聚煤区煤炭储量占全国储量 40.77%;东北内蒙古晚侏罗纪聚煤区煤炭储量占全国储量 5.76%;华南晚二叠纪聚煤区煤炭储量占全国储量 6.16%;滇藏聚煤区煤炭储量不到 100 亿 t(王明仕,2006)。

燃煤作为矿产资源,根据其不同的成矿类型和年代,其微量元素的含量也不同。赵秀宏等(2011)对我国主要煤产地煤中的铅含量进行了分析(表 2-4),并与主要的进口煤炭中铅的含量进行了研究(表 2-5)。

表 2-4　我国主要煤产地煤中铅的含量

产地	铅含量/（μg/g）	产地	铅含量/（μg/g）
平朔动力煤	5.62	泰安焦煤	9.00
大同动力煤	5.25	平顶山煤	14.27
宁夏煤	9.67	乌电煤	17.19
准噶尔盆地煤	24.23	大屯煤	8.28
内蒙古伊泰煤	5.05	阜新煤	10.60
枣庄精煤	5.02	洛阳无烟煤	11.89
阳泉喷吹煤	9.90	晋城无烟煤	13.93
六盘水煤	11.54	阳泉无烟煤	9.45

表 2-5　进口煤炭中铅的含量　　　　单位：μg/g

煤种产地	烟煤	无烟煤	动力煤	褐煤	炼焦煤	其他煤
印度尼西亚	4.77	19.25	4.06	7.77	—	2.47
澳大利亚	6.21	5.91	7.38	—	5.56	—
俄罗斯	12.00	5.93	6.08	—	12.50	7.39
加拿大	—	—	—	—	4.37	—
新西兰	—	—	—	—	4.12	—
美国	—	—	—	—	—	25.50
英国	—	—	—	—	—	35.50
马来西亚	—	—	—	—	—	8.96
越南	17.31	14.72	—	—	—	—
菲律宾	—	—	2.65	5.17	—	—

由表 2-4 和表 2-5 可以看出，无论是我国煤炭还是进口煤炭，各类煤中均不同程度地含有铅（2.74～35.5 μg/g），且仅有我国的准噶尔盆地煤（24.23 μg/g）、美国（25.50 μg/g）和英国（35.50 μg/g）煤中的铅含量超过 20 μg/g。在所检测的煤样品中英国煤的铅含量最高（35.50 μg/g），印尼的其他煤样品中铅含量最低（2.74 μg/g）。

煤是我国最主要的能源，每年全国用于直接燃烧的煤炭占总煤耗的 84%，约 10 亿 t。燃煤过程中可产生多种大气污染物，其中包括重金属元素铅，铅是极易挥发的元素，且在煤炭燃烧温度范围内，高熔点铅化合物可转化成低熔点化合物而使其更易挥发。铅会随空气流动发生迁移和扩散，随燃煤排放烟尘的烟囱高度不同，扩散范围从半径 500～3 000 m。

煤的含铅量为 2～80 μg/g，我国煤的平均含铅量约为 20 μg/g。在煤的燃烧过程中铅被释放，一部分富集在煤的残渣中，一部分附着于烟气/烟尘上。后者的一部分被除尘器捕集进入飞灰，未被捕集的部分则排入大气中。燃烧 1 t 含铅量为 30g 左右的煤，排放到大气中的铅为 20g 左右（雒昆利，2002）。杜晓光等（2010）研究表明煤中铅经火电厂锅炉燃烧后其产物存在于固体产物（飞灰及渣）中，且铅在飞灰中的含量比在煤渣中相对要高，富集的倾向较大，对环境的污染也更大。秦俊法（2010）采用随时间变化的铅排放因子估算了中国 1953—2005 年燃煤大气铅排放量，在这 52 年间，因燃煤而向大气累计排放

19.1 万 t 铅，且燃煤大气铅排放量平均以 4.02%的年增长率增加。燃煤释放的铅已是我国环境中铅污染的主要来源之一，且污染范围比汽车尾气更广，对人体危害更大。

2.1.3   石油

石油作为矿产资源本身就含有少量的铅，在汽油无铅化前，为提高汽油的防爆抗震性，汽油中又添加了四乙基铅。四乙基铅在机动车发动机中燃烧后成为铅盐，以颗粒物的形式排放到空气中。根据机动车运行状况，汽油中 60%~80%的铅直接进入空气中，机动车尾气中铅的质量浓度高达 4 mg/m^3。驾驶员、保修工等经常与汽油接触，使用不当、措施不力等可造成四乙基铅汽油中毒（张德麟，1988）。对某石油公司油库工人进行的四乙基铅汽油作业的健康体检及职业危害调查，表明四乙基铅和汽油对接触者的神经系统损害可能有协同作用，并可引起作业工人出现神经衰弱及植物神经功能紊乱等症状（富天玲，1999）。

随着车辆的增加，20 世纪 60 年代，由于大量使用汽车和四乙基铅，大气铅污染引起了各国科学家的重视，60 年代和 70 年代初，美、日等发达国家为控制日益加剧的汽车尾气对大气的污染，先后制定了汽车尾气排放标准和法规，并先后多次加以修订。英国于 1981 年 1 月以前对汽油中铅允许含量的限值采用 0.45 g/L，自 1981 年 1 月 1 日起规定汽油中铅的允许量为 0.40 g/L，而英国政府于 1981 年 5 月 1 日宣布，截至 1985 年把汽油中铅的允许含量降至 0.15 g/L。这一措施是实现欧洲经济共同体提出空气中铅含量为 2 μg/m^3 质量标准的一个重要步骤。作为欧洲经济共同体的成员国，西德于 1976 年规定汽油中铅的允许含量为 0.15 g/L，瑞典将普通级汽油中铅的允许含量定为 0.15 g/L（李甡，1982）。

我国于 1998 年下发了《关于限期停止生产销售使用含铅汽油的通知》（国办发[1998]129 号），通知明确：① 自 2000 年 1 月 1 日起，全国所有汽油生产企业一律停止生产车用含铅汽油，改产无铅汽油。车用无铅汽油是指牌号 90 号及 90 号以上、含铅量每升不超过 0.013 g 的汽油。② 自 1999 年 7 月 1 日起，各直辖市及省会城市、经济特区城市、沿海开放城市和重点旅游城市的所有加油站一律停止销售车用含铅汽油，改售无铅汽油。自 2000 年 7 月 1 日起，全国所有加油站一律停止销售车用含铅汽油，改售无铅汽油。③ 自 2000 年 7 月 1 日起，全国所有汽车一律停止使用含铅汽油，改用无铅汽油。国家环保总局也于 1999 年发布强制性标准《车用汽油有害物质控制标准》（GWKB 1—1999），自 2000 年 1 月 1 日起实施，其主要控制指标见表 2-6。

表 2-6   《车用汽油有害物质控制标准》主要控制指标

项目	苯/ %[a]	烯烃/ %[a]	芳烃/ %[a]	锰/ (g/L)	铁/ (g/L)	铜/ (g/L)	铅/ (g/L)	磷/ (g/L)	硫/ %[b]
控制指标	≤2.5	≤35	≤40	≤0.018	不得检出[c]	不得检出[d]	≤0.013	≤0.001 3	≤0.08

注：a: 体积百分数；b: 质量百分数；c: 检出限为 0.005 g/L；d: 检出限为 0.001 g/L。

自 2000 年禁止使用含铅汽油之后，燃油铅的排放量大大减少，同时在大气铅排放源的占比也逐渐下降。停用含铅汽油 5 年后，对日均汽车流量在 3 000 辆次的公路沿线两边 30 m 内栽种的农作物进行的调查发现，169 份农作物的铅含量检测合格率为 89.35%（151 份），显著高于十年前（1997 年）的合格率（39.13%）（吴献国，2006）。1980—2006 年我国因汽油燃烧累计向大气排放了约 20 万 t 铅，其中在未施行汽油无铅化前的 1980—2000 年，由燃油过程排放到环境中的铅累计达 19.22 万 t，2001—2006 年燃油排放铅累计仅为 0.11 万 t（秦俊法等，2010）。无铅汽油使用过程中，怠速和半负荷工况下，虽然机动车排出的颗粒物仍然吸附有铅，但含量比较低；不同车型之间和不同工况下，尾气颗粒物吸附的铅含量变化不大，基本为 0.011 3～0.011 9 μg/mg（徐晓辉，2003）。

2.2 环境介质中的铅

2.2.1 室内外空气中铅污染水平

2.2.1.1 大气中铅的污染水平

空气中的铅主要是以颗粒物形式存在，对大气铅污染影响最大的污染源是人为活动，自然来源约为人为排放量的 1/10（李文君，2000）。燃煤、各种工业生产，特别是有色金属工业、汽车尾气、废物焚烧、道路扬尘、土壤扬尘以及建筑装饰业等都是大气中铅的排放源。

2000 年以前含铅汽油是我国大气中铅的主要排放源，2000 年我国实现市场含铅汽油的淘汰，之后空气中铅的含量有所下降（Liang, et al.，2010），但仍处于 100～180 ng/m³ 的较高水平。汽车尾气排放不再是大气颗粒物中铅的主要来源（16%～27%），有色冶金工业排放、燃煤和燃油排放、水泥和建筑尘等均是大气颗粒物中铅的重要来源（Zheng, et al.，2004）。其中燃煤源和有色冶金源对 ρ（Pb）贡献的加和为 78%～89%。国外的研究也表明，在含铅汽油禁止使用之后，美国城市环境空气中铅含量下降了 90% 以上（USEPA，2006；OAQPS，2007）。

我国涉铅企业集中度很低，大型企业数量不多，生产工艺中传统的烧结—鼓风炉工艺依然占主导，铅烟尘排放问题突出。涉铅乡镇企业在我国部分县、乡（镇）迅速发展，已成为新的主要大气铅污染源。有研究发现涉铅企业厂区大气中铅质量浓度为 40.5 μg/m³，下风向 500 m 处的大气中铅质量浓度为 51.8 μg/m³ 远高于上风向大气中铅质量浓度（1.2 μg/m³）。与此同时，我国大气铅污染的研究大多集中于大城市，但随着乡镇涉铅企业迅速发展，铅冶炼、加工、蓄电池生产等工业企业逐步向中、小城市及县、乡扩散。河北保定、山东临沂、湖北谷城、河南济源和安阳、安徽阜阳、江苏徐州等地都集中了大量铅生产、加工、再生企业，而对这些地区的大气铅污染状况的研究较少，铅中毒事件在农村地区屡有发生。

2.2.1.2　室内空气铅的污染水平

室内空气中铅浓度除受大气铅污染外，还受室内环境的影响，室内无铅污染的房间空气铅浓度约为室外 60%，但墙壁地板及家具因涂有含铅油漆，铅质量浓度可高达 2.7～90.5 μg/m³。同时，由于香烟烟雾中含有一定浓度的铅，室内吸烟行为也可能造成空气中的铅污染，导致被动吸烟者血铅值的增加（Mannino，1998）。除此之外，室内固体燃料的使用（如燃煤）也是造成室内铅污染的原因之一。

2.2.2　土壤/尘中铅的污染水平

土壤中铅的自然源主要来自矿物和岩石。土壤中原有的铅来自风化岩中的矿物，例如，方铅矿（PbS）、闪锌矿（ZnS）等。不同地区土壤本底铅含量有所不同，这主要是由于土壤类型、母岩母质的差异造成的。世界范围内土壤铅含量的变幅多为 3～200 mg/kg，中值为 35 mg/kg（刘敬勇等，2009）。我国各省市土壤铅背景含量一般为 15.8 ～46.8 mg/kg。背景含量较高的省份为云南、福建、广东、贵州，见图 2-2。

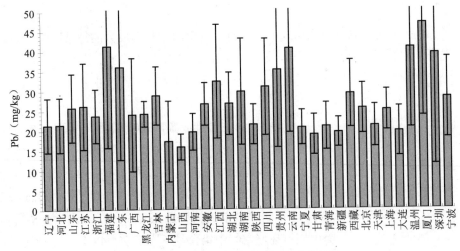

图 2-2　我国各省份及部分城市土壤铅背景含量

土壤中铅的人为来源包括：①污水灌溉、含铅化肥及农药的使用等，都会导致土壤中铅的积蓄。②含铅汽油燃烧后排出的卤化铅和氧化铅，以及含铅汽油风化后沉降至土壤。③蓄电池生产、粉末冶金、青铜冶炼等工业排出的废水、废气污染土壤等。随着经济的快速增长，燃煤、采矿业和工业"三废"的排放，汽油和农药的使用，沉降和积累在表层土壤的铅越来越多，使铅经皮肤接触或儿童手口接触活动，进入人体消化道，对神经、消化等系统造成伤害。

2.2.2.1　农田土壤铅污染水平

农田土壤中铅的主要来源为含铅废水灌溉、含铅垃圾肥料的施用、含铅农药的喷洒等。据不完全统计，我国遭受不同程度污染的耕地面积已达 2 000 多万 hm^2，约占耕地总面积的 20%，其中重金属污染土壤所占比例最大（陈承利，2004；王立群，2009）。铅作为一种全球性的环境污染物，是最受关注的重金属元素污染物之一（Nriagu，1989），其人为释放及其对生态系统功能和人类健康的影响已受到国际社会的普遍关注。土壤重金属污染具有隐蔽性、潜伏性、积累性和长期性，不易随水淋溶或迁移，不易被生物降解，具有明显的生物富集作用，主要通过影响农作物的产量和质量危害人体健康，而且这种污染的影响会持续较长的时间。翟丽梅等（2008）就广西环江铅锌矿尾砂坝坍塌对农田土壤污染进行的调查结果表明，农田表层 0～30 cm 范围的土壤遭受 As、Pb、Zn 和 Cd 污染。含铅污水的灌溉是农田土壤铅污染的一个重要原因，全国有近 80% 的城市缺水，北方尤为严重，全国每年缺水总量达 1 200 亿 m^3。水资源的匮乏，使污水成为灌溉用水的重要组成部分。目前，我国污水处理率低，灌溉水质严重超标。污水中铅等重金属元素会在土壤中富集并且具有难降解、毒性强等特点，这使土壤重金属污染的问题日益突出。研究资料表明污灌区是土壤铅污染的多发地之一，一般情况下，污灌区土壤铅含量随着污水中铅离子浓度的升高而增大，且污染程度随污灌时间的延长不断加重（Manios, et al., 2003）。胡文等（2008）对北京市凉水河污灌区土壤铅含量做了研究，结果表明北京市凉水河污灌区土壤中铅含量为 90.1～136.1 mg/kg，其平均含量为 111.5 mg/kg，是该地区土壤背景含量的 4.53 倍，表明长期的污水灌溉已经使凉水河污灌区土壤发生明显的铅累积。吴光红等（2008）对天津大沽排污河污灌区土壤中的铅含量做了研究，结果显示该污灌区土壤中铅的平均含量为 44.7 mg/kg，其耕作层和底层土壤中铅的污染指数分别为 2.0 和 1.6，表明该污灌区土壤铅含量呈中度污染，其耕作层和底层土壤中铅的相对富集系数均为 2.6，显示该污灌区土壤中铅呈低度富集。黄冠星等（2010）对珠江三角洲典型污灌区土壤铅的分布状况的研究结果显示，表层土壤受铅污染的程度与表层土壤受污水灌溉强度密切相关，土壤表层各化学形态铅含量从大到小依次为残渣态＞氧化物结合态＞弱有机结合态＞碳酸盐结合态＞强有机结合态＞水溶态＞离子交换态，底层土壤受铅污染的程度与土壤的松散密实程度密切相关，包气带垂向上铅含量随深度增加逐渐减少。

2.2.2.2　城区土壤铅污染水平

城区土壤中铅主要来源于含铅汽油的使用，土壤中的铅含量可能高出本底值数百倍甚至数千倍。在未禁止使用含铅汽油的城市，土壤铅含量一般为 200～3 300 mg/kg，农村土壤铅含量为 15～106 mg/kg。公路（特别是高速公路）两旁的土壤铅含量明显高于不使用含铅汽油的城市。北京市一项调查显示，幼儿园室内尘土中含铅量为 73.3 mg/kg，高于室外含量。郑袁明等（2002）对北京城市公园土壤污染情况的调查表明，部分公园存在铅污染问题，其表层土壤的铅含量平均值为 66.2 mg/kg（25～207 mg/kg），其用欧盟"土壤环境质量建议标准"对污染状况进行了评价，表明该公园土壤污染指数为 5～41。用增长曲线拟合的结果表明，土壤铅含量随着公园建园时间的延长呈不断增加的趋势，尤其是近几十年来土壤铅含量的增加较快。张菊等（2006）对上海市区和郊区城镇中心街道灰尘中铅的含量水平进行了研究，结果表明市区街道灰尘中铅的平均含量为 264 mg/kg（28～4 443 mg/kg），为上海土壤环境背景值的 10.4 倍；郊区城镇中心街道灰尘中铅的平均含量为 237 mg/kg（155～364 mg/kg），为环境背景值的 9.3 倍；市区内环线以内，黄浦江两岸区域铅污染较为严重，平均含量为 359 mg/kg；铅污染中心主要位于商业区和交通干道，平均含量分别为 642 mg/kg 和 520 mg/kg。用地积累指数法和铅污染指数法的评价结果表明，上海城市街道灰尘中铅污染整体上处于中度污染水平，其中，市区内环线以内黄浦江两岸区域街道灰尘中铅污染处于偏重污染水平。

2.2.2.3 涉铅企业周边土壤铅污染水平

任春辉等（2012）对宝鸡长青镇铅锌厂周围灰尘中铅污染水平的调查发现宝鸡市长青镇铅锌厂周围灰尘中铅的平均含量为 2 631.13 mg/kg，显著高于文献报道的其他城市街尘中铅的含量及陕西土壤背景值。污染指数评价结果表明，该铅锌厂周围灰尘中均存在不同程度的铅污染，大多数样品达到了严重污染和极严重污染的程度。健康风险评价结果显示，儿童经手—口摄入铅的暴露风险商及总危害指数均大于 1，表明灰尘铅对儿童健康具有严重危害。王利军等（2012）对宝鸡长青镇铅锌冶炼厂周边土壤中铅的平均含量的调查结果为 41.3 mg/kg，均高于陕西省和全国土壤元素背景值。土壤中铅主要以可还原态和残余态的形式存在，易被生物体利用，危害较大。评价结果表明，宝鸡长青镇铅锌冶炼厂周边土壤主要受到了铅的轻度污染。

土壤/尘铅污染是儿童铅暴露的重要来源，Thornton 等（1990）发现家庭尘土中的含铅量是儿童血铅浓度的重要来源，远高于公园土壤中的铅含量。据报道儿童生活环境中尘土含铅量的自然对数每增加一个单位，儿童血铅将增加 0.23 μg/dl。

2.2.3 水中铅的污染水平

天然水体中铅的浓度很低，水体中铅主要来自于含铅废水的排放和铅污染大气的沉降。贝荣塔等（2012）对小白河两支河流水样、底质进行采样分析的结果表明，两支河流水质铅超过了地表水 V 类标准，且平水期铅高于丰水期（花石头河铅例外），但丰水期底泥铅浓度高于平水期。

饮用水中的铅除了来自铅污染的水源地，铅制管道和水龙头也是饮用水中铅的重要来源。我国饮用水含铅量一般低于 79 μg/L，低于世界卫生组织规定的安全范围的上限 100 μg/L。但当软水与衬铅的水箱和水管接触时，水的含铅量就很容易超过这个上限。

饮用水中的铅含量虽然不高，但是其生物利用率往往比食物中的铅高。研究表明，儿童对水体中铅的吸收率可高达 50% 左右。Laxen 等（1987）研究发现，使用软水系统的家庭，软水供应系统管道的铅直接表现在饮用水中，通过对个体的研究表明厨房的凉水中铅含量与儿童的血铅水平显著相关。

2.3　铅的迁移转化

2.3.1　水体中铅的迁移转化

涉铅矿产资源的开发所产生的"三废"不可避免地造成矿区周边的环境污染。2006 年末，全国规模以上铅锌矿山开采企业有 300 多家。我国铅锌单体矿床资源储量小，矿山企业分散，冶炼企业集中度低，多数企业的技术工艺比较落后。铅、锌矿山企业在矿石破碎、筛分、磨矿等工序和露天堆放含铅尾矿过程中，都会产生含铅扬尘。康玲等（1997）对铅锌选矿厂废水排放情况的调查发现，废水中的首要污染因子是铅，其排放量占污染物总排放量的 3.8%，采用等标污染负荷法对污染源和主要污染物进行评价，所得铅的等标污染负荷比为 84.8%；该县主要河流东河，呈严重污染，铅污染物分指数为 15.04，是导致水体污染的主要污染物之一。南极海水中的天然铅和工业铅含量虽然远远低于使动物处于铅中毒的危险临界值，然而这一发现也证实了人类使用化石燃料尤其是含铅石油导致了空气铅污染物的长距离迁移扩散，并运移到地球上最遥远的地区（安广，1994）。

杨清伟等（2003）对利用铅锌矿废水灌溉约 50 年的农田中 Pb、Zn、Cu 和 Cd 在土壤—植物系统中的分配及其生态影响进行了研究和评价。结果表明，土壤中铅平均含量为 1 486 mg/kg（325～4 317 mg/kg），平均值是背景值的 4 倍多，为中度—重度污染。水稻根部铅平均含量为 419 mg/kg（149～1 202 mg/kg）、茎叶中为 69 mg/kg（25～228 mg/kg）。种植水稻的土壤 Pb（528～2 840 mg/kg）、Zn（474～3 292 mg/kg）、Cu（308～3 026 mg/kg），对水稻株高、分蘖数、生物量等生长指标具有轻微的毒害作用。李静等（2008）对铅锌矿区及周边土壤铅、锌、镉、铜的污染健康风险评价研究显示，东关镇铅锌矿区土壤受矿山开采的影响，土壤中的铅已经达到中度—重度污染，且越靠近矿区重金属污染的土壤对周围居民的人体健康危害风险越大。孙健等（2006）对有色金属矿区土壤和植物重金属污染状况调查结果表明，由于遭受尾矿砂及矿毒水污染，矿区土壤极端贫瘠，土壤中铅含量高达 764.74 mg/kg，污染较为严重。在矿区周边的 9 种优势植物对 Cu、Cd、Pb 和 Zn 4 种重金属元素均有不同程度的积累，积累量均未达到超累积植物所规定的临界含量。王英辉等（2007）调查了广西泗顶铅锌矿废弃地土壤和植被，发现土壤已受到 Pb、Zn 的严重污染，冶炼厂所有植物的 Pb、Zn 含量都超过正常范围，且复垦区主要经济作物重金属质量分数超过中国食品卫生标准，不宜食用。吴双桃等（2004）对株洲市铅锌冶炼厂生产区进行了植被和土壤调查。结果表明，该厂土壤污染以镉、铅、锌（Cd、Pb、Zn）最为严重，原因主要是由于大气尘降和雨水淋洗等使得污染加重。实验采集并分析测定了 9 种植物中的重金属富集量,首次报道了土荆芥是一种铅超富集植物,其体内铅质量分数高达 3 888 mg/kg。

2.3.2　土壤中铅的迁移转化

伴随着燃煤资源的开采和选煤厂对煤炭的洗选加工,产生了大量的煤矸石,坑口发电厂又产生大量的粉煤灰(王志宏,2001)。我国国有煤矿现有矸石山 1 000 座,1998 年总堆积量已达 30 亿 t,且每年排放 1.5 亿~3.0 亿 t(张策,1998)。煤作为现阶段主要的能源之一,其微量元素铅的含量在 2.47~35.50 μg/g(赵秀宏,2011),煤在燃烧过程中,其中的铅一部分附着在飞灰中以气体的形式进入大气,还有一部分以底灰和灰渣的形式进入了土壤;同时进入大气中的飞灰也会沉降,对土壤和水体造成污染。另外,燃煤堆放产生的扬尘以及燃煤和底灰堆置场所在降雨及酸雨的作用下,铅被不同程度淋出进入土壤及水环境,其中的铅也会有少量随着淋溶雨水进入土壤或水体,对其造成不同程度的影响。

2.3.3　空气中铅的迁移转化

铅矿开采与冶炼、汽车尾气以及燃煤排放等是普遍关注的铅污染源,尽管污染源释放到环境中的铅主要以铅尘的形式存在,但大量的铅悬浮颗粒被气流、水流及干、湿沉降降至地面,对土壤造成污染;同时,含铅废水的直接排放、含铅污水的灌溉也会直接造成土壤中铅的污染。

本章参考文献

[1]　Hitoshi Mukai,Naoki Furuta,Toshihiro Fujii,et al. 1993. Characterization of sources of lead in the urban air of Asia using ratios of stable lead isotopes. Environ. Sci. Technol.,27(7):1347-1356.

[2]　Laxen D H,Raab G M,Fulton M. 1987. The Science of the Total Environment,66:235-244.

[3]　Liang F,Zhang G L,Tan M G,et al. 2010. Lead in Children's Blood Is Mainly Caused by Coal-Fired Ash after Phasing out of Leaded Gasoline in Shanghai. Environ Sci Technol,44:4760-4765.

[4]　Li Q,Cheng H,Zhou T,et al. 2012. The estimated atmospheric lead emissions in China 1990-2009. Atmos Environ,60:1-8.

[5]　Mannino D M,Albalak R,Grosse S,et al. 2003. Second-hand smoke exposure and blood lead levels in US children. Epidemiology,14(6):719-727.

[6]　Manios T,Stentiford E I,Millner P A. 2003. The effect of heavy metals accumulation on the chlorophyll concentration of Typha latifolia plants,growing in a substrate containing sewage sludge compost and watered with metaliferus water. Ecological Engineering,20(1):65-74.

[7]　Mineral Commodity Summaries. 2009. Government Printing Office.

[8]　Nriagu J O. 1989. A global assessment of natural sources of atmospheric trace metals. Nature,338(6210):47-49.

[9] Office of Air Quality Planning and Standards. 2007. Report EPA-452/P-07-013，www.epa.gov/ttn/naaqs/ standards/pb/data/20071101_pb_staff.pdf（accessed September 8，2008.）.

[10] Tan M G，Zhang G L，Li X L，et al. 2006. Comprehensive study of lead pollution in Shanghai by multiple techniques. Analytical chemistry，78（23）：8044-8050.

[11] Thornton I，Davies D J，Watt J M，et al. 1990. Lead exposure in young children from dust and soil in the United Kingdom. Environmental Health Perspectives，89：55.

[12] USEPA. 2006. Special report on lead pollution. http：//www.epa.gov/air/ airtrends/lead.html （accessed August 5，2008）.

[13] USEPA. 2008. Special report on lead pollution 2006. http：//www.epa.gov/air/airtrends/ lead.html （accessed August 5，2008）.

[14] WHO. 2008. The problem of environmental contamination by cadmium，lead and mercury in Russsia and Ukraine：a survey. Available from：http：//www.who.int/ifcs/documents/forums/ forum6/eco_accord_ en.pdf.

[15] Zhang Y，Wang X，Chen H，et al. 2009. Source apportionment of lead-containing aerosol particles in Shanghai using single particle mass spectrometry. Chemosphere，74：501-507.

[16] Zheng J，Tan M，Shibata Y，et al. 2004. Characteristics of lead isotope ratios and elemental concentrations in PM_{10} fraction of airborne particulate matter in Shanghai after the phase-out of leaded gasoline. Atmospheric Environment，38（8）：1191-1200.

[17] 安广. 1994. 南极大洋水含有工业铅. 海洋信息，(5)：17.

[18] 贝荣塔，李静，孙丽菲，等. 2012. 小白河沿岸植物砷富集特性的研究. 环境科技，25（4）：9-13.

[19] 陈承利，廖敏. 2004. 重金属污染土壤修复技术研究进展. 广东微量元素科学，5.

[20] 陈鹏. 2001. 中国煤炭性质、分类和利用. 北京：化学工业出版社：81-83.

[21] 陈喜峰，彭润民. 2008. 中国铅锌矿资源形势及可持续发展对策. 有色金属，60（3）：129-132.

[22] 戴自希，张家睿. 2004. 世界铅锌资源和开发利用现状. 世界有色金属，(3)：22-29.

[23] 杜晓光，马筠，吴颖庆，等. 2010. 火电厂燃煤及固体产物中危害元素的测定方法、迁移规律及对环境影响研究. 热力发电，(11)：16-21.

[24] 富天玲，汤森元. 1999. 四乙基铅汽油接触者健康状况调查. 工业卫生与职业病，(3)：33-34.

[25] 胡文，王海燕，查同刚，等. 2008. 北京市凉水河污灌区土壤重金属累积和形态分析. 生态环境，17（4）：1491-1497.

[26] 黄冠星，孙继朝，张玉玺，等. 2010. 珠江三角洲典型区水土中铅的分布特征. 环境科学研究，(2)：137-143.

[27] 康玲，邱瑞骧. 1997. 铅锌矿产资源开发对环境的污染及防治对策. 甘肃环境研究与监测，(4)：38-40.

[28] 李静，俞天明，周洁，等. 铅锌矿区及周边土壤铅、锌、镉、铜的污染健康风险评价. 环境科学，2008，29（8）：2327-2330.

[29] 李甡. 1982. 汽油中铅的允许含量. 国外医学：卫生学分册，(5)：42.

[30] 李文君, 刘彩霞. 2000. 汽油无铅化与环境空气中铅污染的变化趋势. 城市环境与城市生态, 13（3）: 61-62.

[31] 刘敬勇, 罗建中. 2009. 开矿过程中重金属污染特征及治理研究. 安徽农业科学, 37（12）: 5611-5613.

[32] 雒昆利, 王斗虎, 谭见安, 等. 2002. 西安市燃煤中铅的排放量及其环境效应. 环境科学,（1）: 123-125.

[33] 秦俊法. 2010. 1953—2005 年中国燃煤大气铅排放量估算. 广东微量元素科学,（8）: 27-35.

[34] 秦俊法, 李增禧, 楼蔓藤. 2010. 汽油无铅化后中国儿童铅中毒现状、污染源及防治对策. 广东微量元素科学, 17（1）: 1-13.

[35] 任春辉, 卢新卫, 陈灿灿, 等. 2012. 宝鸡长青镇铅锌冶炼厂周围灰尘中重金属的空间分布及污染评价. 环境科学学报, 32（3）: 706-712.

[36] 苏志富, 徐景华, 金阳, 等. 2002. 绍兴地区电池厂周围环境中铅的含量及其评价. 绍兴文理学院学报, 22（3）: 66-69.

[37] 孙健, 铁柏清, 秦普丰, 等. 2006. 铅锌矿区土壤和植物重金属污染调查分析. 植物资源与环境学报,（2）: 63-67.

[38] 王立群, 罗磊, 马义兵, 等. 2009. 重金属污染土壤原位钝化修复研究进展. 应用生态学报, 20（5）: 1214-1222.

[39] 王利军, 卢新卫, 荆淇, 等. 2012. 宝鸡长青镇铅锌冶炼厂周边土壤重金属污染研究. 农业环境科学学报, 31（2）: 325-330.

[40] 王明仕, 郑宝山, 刘晓静, 等. 2006. 中国煤砷含量评价. 环境科学, 27（3）: 420-423.

[41] 王英辉, 陈学军, 赵艳林, 等. 2007. 铅锌矿区土壤重金属污染与优势植物累积特征. 中国矿业大学学报,（4）: 487-493.

[42] 王志宏, 肖兴田. 2001. 矿产资源开发对环境破坏和污染现状分析. 辽宁工程技术大学学报（自然科学版）, 20（3）: 369-372.

[43] 吴光红, 苏睿先, 李万庆, 等. 2008. 大沽排污河污灌区土壤重金属富集特征和来源分析. 环境科学, 29（6）: 1693-1698.

[44] 吴双桃, 吴晓芙, 胡曰利, 等. 2004. 铅锌冶炼厂土壤污染及重金属富集植物的研究. 生态环境,（2）: 156-157, 160.

[45] 吴献国, 刘思强, 巫卓英. 2006. 停用含铅汽油 5 年后公路沿线农作物铅含量调查. 中国热带医学,（3）: 545.

[46] 奚牲. 2009. 海外铅锌资源开发现状及其利用. 资源再生, 7: 22-24.

[47] 徐晓辉, 袁东, 叶舜华. 2003. 无铅汽油车排出颗粒物组分分析. 中国卫生工程学,（1）: 5-7.

[48] 杨清伟, 束文圣, 林周, 等. 2003. 铅锌矿废水重金属对土壤—水稻的复合污染及生态影响评价. 农业环境科学学报,（4）: 385-390.

[49] 袁诗璞. 2011. 第四讲——铅. 电镀与涂饰,（5）: 51-53.

[50] 翟丽梅, 陈同斌, 廖晓勇, 等. 2008. 环境科学学报, 28（6）: 1206-1211.

[51] 张策, 何绪文. 1998. 煤矿固体废物治理与利用. 北京: 煤炭工业出版社.

[52] 张德麟. 1988. 谈谈四乙铅汽油中毒及其预防. 山东交通科技,（3）：7-9.

[53] 张桂林, 谈明光, 李晓林, 等. 2006. 上海市大气气溶胶中铅污染的综合研究. 环境科学, 27（5）：831-836.

[54] 张菊, 陈振楼, 许世远, 等. 2006. 上海城市街道灰尘重金属铅污染现状及评价. 环境科学, 27（3）：519-523.

[55] 赵秀宏, 张丽娜. 2011. 浅谈煤中微量元素铅对环境的危害. 煤质技术, 3：21.

[56] 郑袁明, 余轲, 吴泓涛, 等. 2002. 北京城市公园土壤铅含量及其污染评价. 地理研究, 21(4)：418-424.

[57] 薛亚洲, 王海军. 2006. 我国铅锌矿资源综合利用现状. 中国矿业, 14（8）：41-42.

[58] 中国有色金属工业协会. 2012. 中国有色金属工业年鉴 2011. 北京：中国有色金属工业协会.

第三章 铅的暴露评价

3.1 铅的健康效应

铅是一种危害人类健康的重金属元素，人们在日常生活中，对铅的暴露几乎无处不在，通过接触被铅污染的空气、水、土壤/尘，以及使用含铅用品等，均有可能影响神经、消化、血液、泌尿生殖、心血管、骨骼、内分泌、免疫等系统。

3.1.1 对神经系统的损害

关于铅在神经元中可能作用的部位如图 3-1（Yoram，et al.，1998）所示。突触是连接神经元的桥梁，起到信息传递的关键作用，而铅能减少突触的数量和可塑性，从而影响人的学习和记忆能力。血脑屏障很容易受到铅的危害。此外，大脑皮层、海马体、小脑都可能会受到铅的损害（Levin，et al.，2008）。

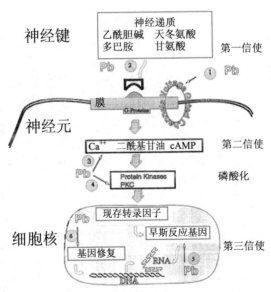

1—离子通道；2—神经递质（第一信使）；3—第二信使；4—蛋白激酶；5—第三信使系统；6—DNA 修复

图 3-1 铅在神经元中可能作用的部位

铅对神经系统的损害在临床上主要表现在以下三个方面。①心理功能。成人铅中毒后表现出忧郁、烦躁、性格改变等症状；儿童则表现为注意力不集中、多动，活泼的儿童铅中毒后变得孤僻、忧郁。②智力。大多数研究都得出同样的结论，即血铅水平与智商 IQ 呈负相关，高铅组和低铅组按分组标准的不同，其 IQ 的差别多数相差 4～6 分。Alan（2001）总结了 26 个研究成果发现低水平铅污染能导致儿童智力下降和学习能力减退。③感觉功能。铅中毒时会出现多种视觉功能障碍，其表现为视网膜水肿、球后视神经炎、盲点、眼外展肌麻痹、视神经萎缩、眼球运动障碍、瞳孔调节异常、弱视或视野改变。

3.1.2 对消化系统的损害

铅可经消化系统被人体吸收，进而引起消化系统的损伤。目前铅中毒引起的消化系统症状有：轻度中毒时可出现消化不良、饭后上腹不适、嗳气、恶心、腹部不定位疼痛等。急性中毒或慢性中毒急性发作时，可出现腹部绞痛，腹痛多在脐周围或下腹，发作时疼痛剧烈难忍，故名"铅绞痛"，目前典型铅绞痛已很少见。接触铅后如口腔卫生不好，往往可在齿龈的边缘上出现蓝线，叫铅线，是由硫化铅细小颗粒堆积而成。

3.1.3 对血液系统的损害

铅对血液系统的作用主要表现在两个方面，一是抑制血红蛋白的合成，二是缩短血液循环中的红细胞寿命，这些影响，最终导致贫血。在血红蛋白合成过程中，铅至少在 4 个环节上影响其合成。首先是铅抑制 D-氨基-C-酮戊酸脱氢酶（ALAD）。ALAD 是血红素合成过程中最灵敏的酶，它被抑制使血浆和体液中的底物 ALA（D-氨基-C-酮戊酸）过剩，最终造成尿中 ALA 排泄增加。其次是铅影响 D-氨基-C-酮戊酸合成酶（ALAS），虽然铅对 ALAS 的作用是抑制还是激活尚有争议，但 ALAS 是限速酶和主要调节酶，血红素合成降低导致其后的 ALAS 活性增加，最终增加血和尿中的 ALA 浓度。第三是铅抑制血红素合成酶（或称铁络合酶）。血红素合成酶的作用是催化亚铁掺入卟啉结构中，该酶受抑后红细胞原卟啉（EP）因不能充分掺入铁而与体内的锌离子螯合而形成锌卟啉（ZnPP）存在于血液中。第四是铅影响珠蛋白的合成，而珠蛋白和血红素结合才形成血红蛋白。

3.1.4 对泌尿生殖系统的损害

铅能损伤人体下丘脑—垂体—性腺轴，从而导致生殖腺的直接损伤以及性腺激素分泌的变化。Lockitch（1993）早在 20 世纪 90 年代就发现血铅（480～690 μmol/L）的女工容易发生不良的怀孕结局，包括损害胎儿的神经发育和行为发展，降低儿童身高。任军慧等（2005）指出，在体内，铅以稳定的氧化态 Pb^{2+} 形式存在，睾丸组织对 Pb^{2+} 的毒性作用敏感，进入人体的 Pb^{2+} 可积蓄于睾丸的任何部位，包括间质细胞、曲细精管上皮及管腔的边缘、睾丸精子的尾部。Michele 等（2003）对 85 例公路收费站工人调查研究发现，精子计数没有明显变化，而功能参数、活力、功能试验和精子运动显著降低。Pant 等（2003）提出精子减少和活力不足的不育男性，其精浆中的铅浓度增加，而且铅的含量与精子活力和精子浓度之间呈显著负相关。李国玉等（1999）应用填写调查表的方法进行问卷调查，结合实验检查结果显示，铅作业男工的生殖系统症状明显高于对照组（$P<0.05$），血睾丸酮水平显著降低（$P<0.05$），间质细胞刺激素及黄体生成素水平升高（$P<0.05$）。

3.1.5　对心血管系统的损害

诸多研究表明铅暴露与心血管疾病的产生有着显著相关性（Andrzejak, et al., 2004; Poreba, et al., 2010; Zawadzki, et al., 2006）。铅干扰心肌兴奋性，传导性和收缩性。长期低剂量铅摄入可引起左室肥大。铅能改变血管对生理和非生理性刺激的反应性，引起血压升高或高血压（Gump, et al., 2007; Matthews, 2006）。铅还干扰脂质代谢，与动脉硬化有关。尽管铅作用于心血管的机理还不十分清楚，但推测可能有如下几条：① 干扰肾素分泌及 An Ⅰ 与 An Ⅱ 之间的平衡，通过 RAS 系统和抑制 Na^+-K^+-ATPase 活性相关蛋白作用于血管平滑肌 Ca^{2+} 信号系统，引起血管收缩。② 诱导 ROS 产生，经 ROS 链产生过氧离子，使 SOD 下降，NO 下降，引起脂质过氧化。NO 减少，血管平滑肌收缩，血压升高。③ 通过底物磷酸化，改变 PKC 活性，经 Ca^{2+}/cAMP 作用于血管平滑肌使之收缩，血压上升。

3.1.6　对骨骼系统的损害

由于铅在体内代谢与钙相似，当缺钙、血钙降低或由于感染、饥饿、服用酸性药物而改变体内的酸碱平衡时，均可能使骨内的铅释放入血。关于铅是否具有毒性，直到 20 世纪 60 年代，Ferm（1967）和 Haas（1964）等研究发现，铅能抑制儿童体格发育，可致动物骨骼发育畸形，残存铅能引起人骨细胞性骨坏死。然而，Pounds 等（1991）认为铅虽然可影响骨形成、骨吸收，造成功能性的衰退，但仅表现为生物化学、分子水平及结构上的损伤，不能引起独特的疾病类型或病理性的改变。此外，铅可降低血中活性维生素 D（Vit D）的吸收（Rosen, et al., 1980），并可能降低 Vit D 的活性（Smith, et al., 1981），干扰钙磷代谢（林均材，1993），从而影响骨骼健康。

3.1.7　对内分泌系统的损害

体内铅负荷增高可对某些激素，如甲状腺激素和肾上腺皮质激素的产生及其代谢产生影响。铅致甲状腺功能下降的机制可能是铅损伤了甲状腺腺泡，使其分泌功能受损，也可能是铅抑制了摄碘硫基酶的活性，使甲状腺摄碘能力下降。肾上腺皮质分泌三大类激素，即盐皮质激素、糖皮质激素和少量性激素。皮质醇（F）属糖皮质激素。崔金山等（1995）研究发现蓄电池厂铅作业工人铅含量显著低于对照组和铅接触组（$P<0.01$），且与其尿铅、尿 D-ALA 含量呈显著负相关（$P<0.01$），表明肾上腺皮质对铅也较为敏感。

3.1.8　对免疫系统的损害

李容汉等（2006）指出高血铅对人体体液免疫功能有一定影响，但其作用机理仍需进一步研究。铅摄入可以导致机体抵抗力下降（Gup，et al.，2002）。Kim 等（2000）用金黄色葡萄球菌感染用醋酸铅治疗的小鼠后，发现与对照组相比，血液中细菌菌落数明显增加，脾脏对细菌的清除力、脾脏巨噬细胞的黏附能力以及趋化指数（检测巨噬细胞趋化游走能力的指标）明显降低，脾脏变形的巨噬细胞数量明显增加。研究表明口服或腹腔注射醋酸铅均可使大鼠脾脏淋巴细胞数量明显增加，腹腔注射后大鼠 T 细胞、B 细胞和 CD4＋T 细胞的百分比明显下降，而 CD8＋T 细胞百分比增加（Teijon，et al.，2003）。

3.2　铅的人体暴露

3.2.1　暴露评价简介

3.2.1.1　暴露

Ott 于 1982 年在一项研究中提出了"暴露"（exposure）的定义，他认为暴露是指人体在某个时刻与某种污染物的接触。1992 年，美国环保局（USEPA）发布了《暴露评价技术导则》，其中将"暴露"定义为人体可见边界（如皮肤、口和鼻腔）接触化学物质的过程。USEPA《暴露评价技术导则》认为：化学物质进入人体要经过暴露（接触）和穿过人体的机体界面而进入人体两个过程。显然，机体界面外部的"暴露"定义起来很简单，但是化学物质穿过机体界面描述起来却不容易。化学物质穿过机体界面进入人体也包括两个过程，第一个过程是"摄入"（Intake），即污染物通过外暴露界面到达靶器官的过程。实际上是化学物质通过机体可见界面（如口或鼻）的通道的物理迁移，比如呼吸、吃饭和饮水。第二个过程是"吸收"（Uptake），指污染物穿越了吸收屏障而被人体吸收的过程，包括通过皮肤或其他暴露器官（如眼睛）吸收的化学物质。暴露表现的是接触、吸收的过程或事实，而剂量则是暴露结果的表现。

USEPA《暴露评价技术导则》认为，"剂量"指当前物质穿过有机体的外边界后与代谢过程或者生物受体发生相互作用的量。"潜在剂量"是吸收、呼吸或皮肤暴露的量。"实际剂量"是某物质在吸收屏障中被吸收的量和可被吸收的量。"吸收剂量"是指在吸收过程中穿过特殊暴露屏障（如皮肤交换屏障、肺、消化道等）的量。"内在剂量"是更常用的术语，指与吸收屏障和交换界面无关的被吸收的量。与特殊器官或细胞相互作用的化合物的量指该器官或细胞吸收的量。

3.2.1.2　暴露评价的定义

暴露评价是对人群暴露于环境介质中有害因子的强度、频率、时间、暴露的途径和方式进行测量、估算或预测的过程，是进行风险评价的定量依据，接触人群的特征鉴定与被评物质在环境介质中浓度与分布的确定，是接触评价中相关联而不可分割的两个组成部分。污染物从排放源到人体的过程见图 3-2。暴露评价是定性和定量的评价这种接触；它描述了接触的浓度、频率和时间，而且还经常评价化学物质穿过机体边界的速率（化学物质的摄入或吸收的速率），穿过机体边界的途径（如皮肤、口或呼吸），穿过机体边界的化学物质的最终的量以及被机体吸收的量。

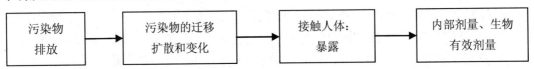

图 3-2 排放源到生物有效剂量的"暴露的顺序"

暴露评价的目的是估测整个社会（或全国或某一地区）人群暴露某种化学物质的程度或可能程度。在进行暴露评价时，应对暴露人群的数量、性别、年龄分布、居住地域分布、活动状况、人群的暴露方式（一种或多种）、暴露量、暴露时间、暴露频度以及所有能估计到的不确定因素等情况进行描述。

3.2.1.3 暴露评价的技术方法

暴露评价包括四个关键技术环节，即暴露测量、暴露参数、暴露模型和暴露评价技术规范。暴露评价是遵照一定的技术规程，在对暴露浓度准确测量、对暴露行为方式准确评价的基础上，应用一定的模型对暴露剂量进行定量的过程，见图 3-3。

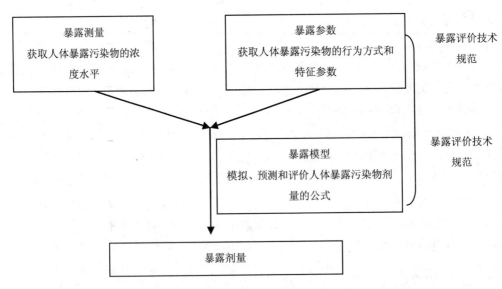

图 3-3 暴露评价的四个关键技术环节

暴露评价的结果主要通过平均暴露浓度来反映,平均暴露浓度主要通过暴露测量来实现。暴露测量,指对人体暴露污染物浓度的测量过程,可以分为环境暴露测量、个体外暴露测量和个体内暴露测量(生物标志物)三个层面。

(1)环境暴露测量:对某种或多种环境介质(如空气、水、土壤等)中污染物浓度的采样和监测分析。对暴露于某环境污染物的人群,环境污染物暴露测量最易反映群体的暴露水平,但是环境暴露浓度只有与人群的暴露特征(即暴露参数)相结合才能够得出准确的暴露剂量。

(2)个体外暴露测量:用个体实际暴露量,如用个体采样泵追踪采集其实时的空气暴露样品,或用副盘法等方法采集分析其实际的饮食暴露样品等。个体采样泵由于能够实时跟踪采集到人体暴露污染物的浓度水平,在对个体暴露剂量评价时更准确。而该浓度数值也需要结合个体的暴露特征(暴露参数),才能够得出准确的个体暴露剂量。若需要用该方法评价某类人群的污染物暴露水平,则需要首先抽取一定数量的代表性人群,然后对抽样人群进行个体外暴露测量和评价,最终用抽样人群的平均水平来代替该人群的实际暴露水平。

(3)个体内暴露测量:是对污染物在人体生物样本(如血、尿)中的负荷进行采样和检测分析的过程。个体内暴露测量(生物标志物)方法最能反映个体实际暴露污染物的浓度,无须与暴露参数进行结合,即能反映个体暴露水平。若需要用该方法评价某类人群的暴露水平,也需要首先抽取一定数量的代表性人群进行生物标志物的采样和监测分析,并最终用该抽样人群的平均内暴露水平来代替该人群的内暴露水平。暴露测量的三个层面的相互关系见图3-4。

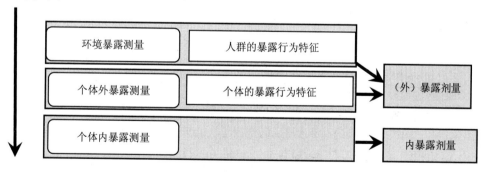

图3-4 暴露测量的三个层面

从方法上,暴露测量可分为直接和间接两种方式。评价人体对环境中风险因子暴露情况可以采用不同的方法,最理想情况是可以直接计算人体一生中对某种风险因子吸收的精确剂量,这需要掌握该污染物通过不同的环境媒介(空气、水、土壤、食物和室内灰尘)和暴露途径(呼吸、皮肤、饮食摄入)进入人体的数据。在美国和欧盟,这种方法一般被认为是最准确的方法(Paustenbach,2000)。目前在美国疾病预防与控制中心(Centers for Disease Control and Prevention,CDC)可以对人体血液和尿液等生理介质中200多种污染物进行检测,但是多数情况下直接监测人体数据比较困难,不得不采用其他一些间接方法。目前数学模拟和剂量重建分析、地理信息系统(GIS)、概率模型等技术已逐渐应用于暴露评价中。暴露评价方法分类见图3-5(Nieuwenhuijsen,2003)。

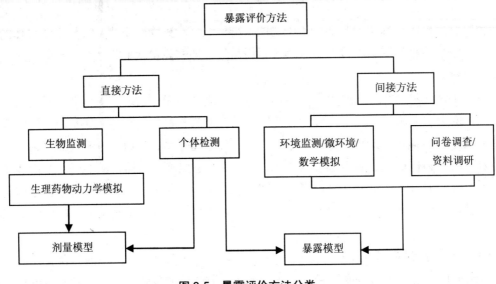

图3-5　暴露评价方法分类

(1)暴露评价直接方法

① 生物监测技术

生物监测是一种重要的直接监测方法,检测的是潜在剂量,即人体吸收的污染物或其代谢物的量(吴鹏章,2003),也就是测定所关心的化学物质及其代谢产物在人体不同生理介质中的剂量。这些生理介质包括血液、尿液、汗液、呼出气体、鼻涕、唾液、体液、肺液、母乳和组织(如毛发、指甲)等(Angerer,2007;Smolders,2010),测定的结果可以作为生物标识物,反映化学物质通过各种生理途径被吸收进入体内的情况,生物介质中污染物的量纲能够表征化学物质的吸收量。生物标识物法中两个典型的例子:一是血液中的铅,人体铅的吸入一般是进入到骨髓,它的半衰期长,因此血液中的铅就常被作为铅暴露的生物标识物;二是尿液中的羟基脯氨酸作为 NO_2 和烟草烟的生物标识物(Monn,2001)。

生物监测所用的生物标识物法能够反映出一段时间内通过皮肤、饮食、呼吸等各种途径进入人体内的污染物累积暴露量,但不同途径分别产生的暴露量无法分割计算。生物标识物仅反映最近的暴露水平,对于急性影响,生物标识物法的暴露评价结果比较精确,但对长期慢性健康反应,生物标识物法则反映不出相关的暴露量(吴鹏章,2003)。

② 个体检测

个体检测是测量一定时间内个人身体表层接触污染物的平均浓度的方法,它是暴露测量中最典型、最广泛应用的方法。Gulliver 等(2004)、Skov 等(2000)、Alm 等(2001)、

Chan 等（2003）、Raaschou-Nielsen 等（2000）、Jurvelin 等（2003）、Riveros-Rosas 等（1997）在各自的研究中均使用了个体检测的方法。

在空气污染物的暴露评价中，个体采样检测的评价方法应用较为广泛。空气个体采样过程中使用最多的是被动采样器，它的基本原理是气体的被动扩散和 Fick 扩散定理。这种检测方法成本非常低，对于获得大量的个体暴露数据是首选方法（Monn，2001）。实时个体监测器也是个体采样器的一种。它和被动采样器一样，轻便、易于被暴露人员携带，反映的是一段时间内污染物的平均浓度。实时个体监测器的缺陷是检测限较高，对环境空气中的一些微量物质较难实时监测；而且费用高（Monn，2001）。

（2）暴露评价间接方法

① 环境监测网站法

鉴于个人采样监测有许多困难，而且成本高，另外，个体暴露水平与环境中污染物浓度密切相关，因此研究者们考虑利用环境监测网站的监测数据，运用个体暴露与环境监测网站浓度的相关性原理，进行暴露评价。

环境监测网站法，假定环境监测站周围的空气、水质污染物浓度比较均匀、周围人群暴露方式相同，因此它重点反映了室外空气、水体等环境中污染物浓度对暴露的贡献。环境监测网站法适用于较大范围地区的人群暴露水平，但不适用于个人暴露评价。

② 微环境法

微环境是指某一时段污染物浓度比较均匀的一个空间。一般微环境分为室外环境（如广场、院落等）和室内环境（如卧室、厨房、办公室、饭店、电影院等）。微环境法的思路是综合各种微环境中污染物的浓度及暴露人员在不同的微环境中所花的时间，评价相关人员的暴露水平（Monn，2001）。

相对环境监测网站法，微环境法考虑了人体所处的多个微环境，而不仅仅是室外环境，更接近于人体的直接暴露情况。与个体采样法相比，该方法运用面广，可以同时应用于不同的个体，因此它适用于大范围的人群暴露评价。

③ 模型法

模型法是指运用数学的描述来预测个体或人群的污染物暴露水平。模型分物理模型、统计模型和其他模型（如物理化学机理网格模型）等。

模型法在空气环境物的暴露评价中应用较为广泛。Nicas（2003）运用物理模型估计了人体对办公场所两种主要的空气污染物（苯、环氧乙烷）的暴露水平。统计模型基于大量的观测数据和变量而建立，它的思路是寻找各种影响暴露水平的因素，通过实测数据建立暴露与各种因素之间的统计关系模型。对室外污染物，考虑气象因素和化学过程的经典扩散模型（如高斯模型）也被运用于暴露评价预测。而且扩散模型还可以结合 GIS 信息系统，进行大范围网格化的污染物暴露水平预测。Kousa 等（2002）结合扩散模型和 GIS 系统，对赫尔辛基市人群 NO_2 的暴露水平进行了模拟。两者结合的好处是扩散模型预测局部人群暴露水平，而 GIS 系统则直观表达大范围预测结果（如人群暴露水平的时空分布）。

④ 问卷调查法

问卷调查法是暴露评价的重要工具，可以识别人群与污染源及潜在污染源的接触情况，统计人群的日常行为，时间安排等，对暴露量的评估具有重要意义。问卷调查法成本低、易于操作，但与其他方法比较，它的可靠性和有效性稍差。在问卷调查中常有可能出现误报现象，问卷误报率（Phillips，1997）是使用该法需要检验的一个数据。问卷调查法一般极少单独运用于暴露评价研究，需要与其他方法结合使用。

⑤ 资料调查法

资料调查法与问卷调查法相像，调查对象不是人群而是已有资料，直接引用资料上的数据。有时有些参数很难实测，而且公众也不清楚，因此在问卷调查法失效的情况下，通过资料调查法可以类比得到参数值。如计算潜在剂量时，除暴露浓度和时间外，呼吸速率也是必需的。呼吸速率受很多个体因素的影响，如年龄、性别、体重、健康状况、活动水平等。呼吸速率的测量比较困难，因此可以考虑资料调查法，如 USEPA 对呼吸速率从推荐值汇总表（白志鹏，2002）直接获得，快速、方便，而且理论依据也很强。

实际人群的暴露评价，不太可能单独依赖某一种方法来完成，而需要综合运用各种方法。Kousa 等（2002）在欧洲六个城市进行了 PM$_{2.5}$ 人体暴露评价研究，评价过程重点讨论了个体暴露浓度、微环境浓度、环境固定监测网点浓度的关系，考虑了环境监测点—住宅外环境—住宅内环境和个人非工作时间暴露的整条链索。其研究采用了个体采样法、环境监测网站法、微环境法和模型法，综合比较分析了人体暴露水平以及个体暴露、微环境室内外浓度、环境监测网站浓度四者之间的两两相关性。

3.2.2　暴露途径及特征

人体内的铅主要有两方面的来源：一是母源性来源，二是外源性来源（杨平等，2012）。母源性来源就是从母体中转移而来的，例如孕妇主动吸烟和被动吸烟均可使体内血铅和脐血铅水平升高，进而通过脐带血进入胎儿体内，且胎儿出生后又可通过乳汁接触铅。外源性来源就是从外界环境中直接摄入的铅，如大气、环境媒介（土壤和尘埃、水等）、日用品、油漆、涂料和不合格玩具等。外源性铅进入人体主要通过口、呼吸和皮肤的暴露途径，其中以经口和经呼吸道的暴露途径为主。铅通过肠道和呼吸道进入人体，再经主动运输和被动扩散两种方式由小肠和肺泡吸收进入血液；之后一部分沉积于骨骼（通常所说的储存池），另一部分随血液分布到全身各器官和组织（通常所说的交换池），从而产生毒性作用。交换池中的铅主要指血液和软组织中的铅，这部分铅绝大多数转移到骨组织中；储存池中的铅主要指骨组织中的铅。交换池与储存池中的铅维系着动态平衡。

环境中的铅主要通过 4 种形态进入人体，即灰尘、食物、饮用水、呼吸气溶胶（USEPA，2008）。污染了的空气、食物和水，主要经过消化道进入体内，其次是呼吸道，特别是对儿童而言，通过手口行为动作的摄入也是一个非常重要的途径。在中国，随着众多儿童铅中毒事件及群众纠纷事件的发生，研究铅污染的来源很重要，这不仅可以追踪人类造成铅污染的行为，为儿童铅中毒事件纠纷的解决提供有说服力的依据；同时，也可以为减轻铅污染提供理论依据。

　　铅污染的暴露途径除了与所暴露的环境有关外，还与生活习惯和个体行为活动有关。1994 年美国环保局开发了用于评估儿童铅暴露的 IEUBKwin（Integrated Exposure Uptake Biokinetic Model for Lead（Pb）in Children，Windows）模型单机版，该模型是一种估计儿童暴露铅污染介质后血铅水平的预测模型，其主要应用于环境铅暴露儿童（0～7 岁）的健康风险评估，通过表征儿童血铅负荷状况，判定区域环境铅健康效应的相对轻重程度，从而达到控制环境铅污染及评价环境干预与修复效果的目的，模型结构见图 3-6。

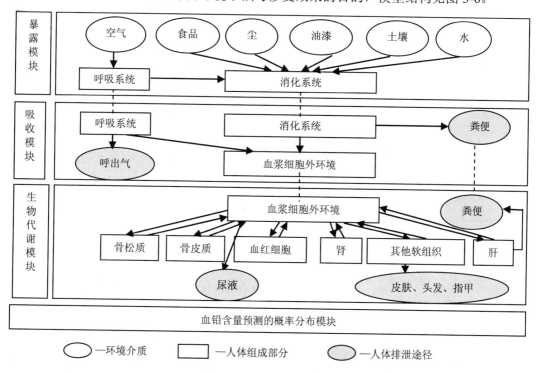

图 3-6　儿童铅暴露、吸收、代谢及血铅含量估计模型 IEUBKwin 的构成

　　该模型包括暴露模块、吸收模块、生物代谢模块和血铅含量预测的概率分布模块。利用暴露模块模拟评价铅的污染来源和暴露途径，利用吸收模块表征铅进入体内的吸收转化效率，通过生物代谢模块模拟铅在人体内的生理—生化过程，将铅的吸收效率与人体内各器官的铅含量尤其是血铅浓度变化联系起来，最后利用血铅含量预测的概率分布模块来表征铅对人体健康的影响，由此采用机制模型与统计相结合的方法，预测儿童血铅水平的暴露途径和路径。该模型中将儿童血铅的暴露主要归结为土壤、室内外灰尘、饮用水、空气、饮食和油漆经过人体的呼吸和肠胃消化途径进入人体。

3.2.2.1 经呼吸暴露

呼吸暴露是环境污染物进入人体的关键途径。这些污染物包括：①大量的职业暴露物；②周围环境空气污染物；③室内空气污染物；④某些特殊的情形，如淋浴时水中的挥发性物质（VOC）等。根据呼吸系统原理，气态和颗粒态污染物通过呼吸作用，经过呼吸道和肺部进入人体，且不同粒径的颗粒物能够达到不同的呼吸系统深度，如图 3-7 所示。颗粒物粒径越小，越能够通过呼吸作用达到肺泡深处，一般认为粒径在 10μm 以下的颗粒物均能够通过呼吸道进入人体（也称为可吸入颗粒物，PM_{10}），而颗粒物粒径在 2.5 μm 以下的颗粒物则能够深入到达肺泡深处（也称为细颗粒物，$PM_{2.5}$）。

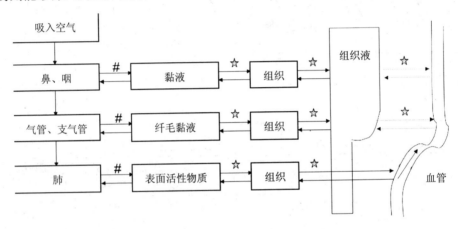

#—PM_{10}；☆—$PM_{2.5}$

图 3-7　不同颗粒物经由人体呼吸暴露途径

通过呼吸道吸收污染物是一个连续的过程。在气态和固态污染物进入液体层，接触肺部组织之前，首先要吸附或者沉积在肺部的液体表面，然后传输进入血液。污染物运输进入呼吸系统的过程以及最终结果取决于许多因素，包括扩散能力、溶解性、反应性、污染物体积、呼吸系统中气流的特征，以及呼吸系统和血管系统的生理特征。铅通常以蒸气、烟尘的形式进入呼吸道，吸入的铅烟约 40%会进入血液循环系统。

美国 EPA 认为，空气暴露是人群接触污染物的重要暴露途径和暴露介质。众多的研究也表明，在含铅汽油禁止使用以前，空气中铅的含量与儿童体内铅的含量呈显著的正相关关系，人群体内含铅污染物主要来源于空气铅的经呼吸暴露（Liang, et al., 2010；李显芳，2005）。特别是对冶炼及采矿厂等职业人群而言，经呼吸暴露是职业性铅暴露的主要途径。

除了空气、灰尘的呼吸暴露外，吸烟也是导致铅暴露的重要途径。每盒香烟中含铅量是食品标准的 4.5 倍，是饮用水的 90 倍。据检测，每支香烟中含铅量为 3～12 μg，其中 2%可释放到烟雾中，而且烟雾能聚集空气中的铅，烟雾中铅的含量是普通空气的 60 倍，所以，吸烟能造成局部小环境空气中铅含量升高，儿童在这种环境中，较易受到铅污染。

香烟中高含量的铅可能是被动吸烟造成儿童血铅水平增加的重要因素。刘建安（2000）随机抽取太原市居民区某幼儿园 395 名 2~6 岁儿童为研究对象，研究被动吸烟与幼儿血铅水平的关系，结果表明，62.53%幼儿存在被动吸烟暴露。暴露组幼儿血铅水平（26.98 μg/dl）及铅中毒流行率（87.45%）明显高于非暴露组（22.24 μg/dl，60.81%）。幼儿血铅水平及铅中毒流行率随家庭成员吸烟量与时间增加明显升高（$P<0.05$），被动吸烟对 2 岁年龄组的影响较其他年龄组的影响严重，多元逐步回归分析显示被动吸烟与血铅值有关。据此推导，经呼吸暴露是空气中香烟铅进入人体的重要暴露途径。

3.2.2.2 经口暴露

儿童铅摄入量调查表明，含铅油漆或涂料，特别是陈旧房屋墙壁脱落的油漆，房屋地面上的尘土主要通过儿童的手—口行为方式经口暴露于体内。因此，他们很容易通过食物、饮水将含铅油漆碎片及可能沾有铅微粒的灰尘或土壤带入口中而引起中毒。铅污染过高的土壤培育的谷物和蔬菜、采用"挂锡"处理的火锅食品等在日常饮食中也会经口途径暴露于人体。

经口暴露的肠道消化途径是非职业性铅暴露时铅吸收的主要途径。经口暴露包括有意的和无意的两种，是环境污染物暴露的主要途径之一。铅通过主动转运和被动扩散两种方式由小肠吸收入血，但铅在肠道吸收的先决条件是在肠腔内游离成铅离子。铅在肠道的吸收还与膳食营养因素有关，提高膳食中钙、铁和锌的含量可有效降低铅在肠道的吸收，胃排空时铅的吸收率比胃充盈时增加约 45%。对成人而言，肠道对铅的吸收率为 5%~10%。在我们日常生活中，食物、饮用水、土壤/尘都可以经口的方式暴露于人体。

（1）饮用水

国外曾有报道，一个 60 岁的老人 40 多年来每天早晨喝一杯水龙头接出的自来水，某天突然剧烈腹痛，经检查后，发现老人的血铅和尿铅含量都很高，被确诊为铅绞痛，经驱铅治疗后得以好转。由此说明饮用水中铅的经口暴露不能忽视。

饮用水中的铅主要来自于含铅废水及含铅粉尘的污染，同时，管道对饮用水带来的铅污染也是一个重要的来源。城市供水中，有的自来水管是由含铅合金制造而成的，有的自来水管的连接处由含铅焊锡焊接而成，有的自来水龙头含铅量达 8%，这些都能使自来水受到铅的污染。特别是前一晚储积于自来水管道中的水，当早晨第一次打开水龙头，放出的水含铅量尤其高，而水龙头放出的热水较冷水含铅量更高。英国环保局曾对家庭自来水含铅量进行调查，结果表明，有 9%的受测家庭早晨第一次放出的自来水铅含量超过100 μg/L，另外 20%家庭介于 0~100 μg/L；但在连续放水 5 分钟后，前两个比例分别下降为 4%和 10%。相比食物而言自来水中的含铅量不高，但人体对水中铅的生物利用率比食物中的要高，其吸收率可达 50%以上。

（2）食物

食物是维持人类生存和发展的基本物质条件。人体需要的七大类营养素，蛋白质、脂肪、碳水化合物、矿物质、维生素、纤维素和水，均可以从不同的食物中获取。但是，随着工业化的发展，为了解决耕地面积缩小、人口增多的压力，人们在农业生产过程中大量地使用化肥、农药、除草剂、生长调节剂等化学合成制剂。同时，工业废水（未处理或未达标的）的任意排放，大气污染加剧，诸如此类因素使得大量的化学物质经由食物链和食物网直接或间接地传递到食品中，最终被富集在人体上，危害消费者健康，从而引发了食品安全问题。有的食品在加工制作中需要加入一些特殊的添加剂，如皮蛋的制作需要加入氧化铅，炒货如瓜子、豆子的加工有时需加入滑石粉（含铅）防粘连，并使炒货表面看上去饱满有光泽。有的食品中甚至加入一些禁止用于食品的添加剂，如在面粉中加入含铅的硫黄、漂白粉等，大街小巷叫卖的"白馒头"也有一部分是用含铅杂质的硫黄熏蒸而成。这些非法的加工手段是当今琳琅满目的食品遭受铅污染的又一个来源。

在农业生产中，含铅的废水除了通过污水灌溉会造成谷物、蔬菜等食物的铅污染外，环境中的废水、废气、废渣也会污染土壤，从而经植物根系的吸收富集作用进入植株体内；另外，大气和粉尘中的铅也会随着大气的迁移扩散，经干、湿沉降直接沉积到谷物、蔬菜和水果的植株、叶片、种子、果实和表皮，或经过植株和叶片的吸收（Zheljazkov，1996；Shaw，1986；郑路，1989），使植株铅含量增加，从而给食物带来铅污染。

在日常生活中，铅会经过多种渠道污染食物，也会经过多种暴露途径进入人体。首先，劣质釉陶器的制作过程中使用铅量过高形成不溶性的硅酸铅，而釉在陶瓷器上粘不牢，遇桔汁、橙汁等酸性饮料后，釉器中的铅就会渗透到桔汁中，从而进入人体内。其次，汽油中有除四乙基铅以外的含铅物质，随着汽车的增多汽车中排出的含铅尾气也越来越多，尾气中的铅或随风或随烟尘落入盛装食品的容器中，特别是酸性食品如果汁、醋等，从而进入人体。20 世纪 70 年代，美国的洛杉矶就发生了一起用含铅量高的陶器盛桔汁而使全家人中毒的事件。

因此，饮食是人群遭受铅污染的重要途径，1992 年进行的第二次中国居民总膳食研究表明，膳食中铅的污染比较严重，2～7 岁的铅总膳食摄入量已超过世界粮农组织（FAO）规定的 ADI 值（每人每日允许摄入量）的 18.9%，其他年龄组也接近 ADI 值，秋季摄入量高于春季 3～4 倍。海产品主要是近海的海产品，受到环境的污染，含铅量也比较高。一些动物如牛、羊等吃了受污染的植物和水，其体内含铅量也会有不同程度的升高。植物性食物含铅量受土壤、肥料、农药及灌溉水的铅含量的影响，动物性食物含铅量则主要受饲料、牧草、空气和水源含铅量的影响。一般情况下，植物性食物的含铅量高于动物性食物的含铅量，而植物性食物以根茎类含铅量最高，大于种子类、瓜果类及叶菜类食品。动物性食品中骨骼及脏器类食品的铅含量高于肌肉、脂肪和乳汁。在波兰，当地蔬菜的消费量与儿童血铅水平呈正相关。食物中的铅可以通过如下多种介质暴露于人体：

① 膨化食品

薯片、雪饼、虾条等，这些食品大多以面粉、小米、土豆等食物为原料，经过油炸、加热或添加膨松剂加工而成的，也就是我们常说的膨化食品。膨化食品通常含铅量比较高，主要是这样几个来源，一个是在加工的过程中，有些食物加入添加剂如膨松剂；另外，食品在加工过程中通过金属管道进行流通，金属管道里面通常会有铅和锡的合金，这些铅在高温的情况下气化后污染这些膨化的食品。我国食品卫生标准规定：糕点类食品含铅量每千克不超过 0.5 mg，膨化食品也是依据此标准来生产的。但是膨化食品的消费者多数是儿童，他们对于铅危害的承受能力只是成人剂量的一半，甚至更少。

② 罐头食品和罐装饮料

人们的生活节奏在加快，食品加工业也在不断发展，罐头食品种类越来越多，如蔬菜、水产、肉类、水果、果汁的罐装食品，以及各种各样的罐装饮料。这些罐装食品的制作中需要用含铅锡焊接包装罐的罐缝，因此在装进不同的食品、饮料后，罐缝中的铅会有不同程度的析出，尤其在内装偏酸性的果汁饮料，或者温度过高、长时间存放时，铅的析出就会增加，从而增加了罐头食品和罐装饮料中铅暴露于人体的风险。

据报道，美国在 20 世纪 70 年代由于铅锡焊接的罐装食品大量上市，使中等收入家庭的儿童每日摄铅量高于低收入家庭的儿童，而 20 世纪 80 年代末期儿童摄铅量明显下降，与当时美国已经采用无焊容器盛装儿童食品有关，说明罐装食品的使用也是造成儿童铅污染的一个原因。有调查表明，器皿污染可使血铅含量增加 50%～60%，甚至 300%。

③ 传统制作的爆米花

爆米花是儿童喜爱的食品，由玉米或大米等谷类经高温膨化而成，但传统制作爆米花在加工过程中，易受到铅的污染。由于铅具有柔软、光滑、传热快等物理特征，因此爆米花机身的炉膛和炉盖大多采用含铅合金制成。另外，为防止谷类与炉壁粘连，有时需加入少量的滑石粉，而滑石粉含有一定量的铅。由于铅的熔点较低，在高温密封的炉膛内，极易挥发出来而渗入到爆米花中，因此，爆米花中含有大量的铅。据对 66 份样品的抽样调查，爆米花含铅量在 0.25～21 mg/kg 不等，其中的 28 份（42.4%）超过国家糕点卫生标准（0.5 mg/kg），含量最高的一份超标 41 倍。因此传统方法制作的爆米花含铅量一般都很高，不用含铅合金机器制作的爆米花，一般不会受到铅的污染。

④ 皮蛋（松花蛋）

制作传统皮蛋的配料中需加入一定量的一氧化铅（PbO），以保证皮蛋的外观质量、风味、色泽等，因此，皮蛋或多或少都有铅的残留。配料中一氧化铅用量越多，皮蛋含铅量则越高，当配料中一氧化铅含量为 0.3% 时，皮蛋的含铅量剧增。另外，皮蛋的含铅量与腌制时间也有一定的关系，以腌制 15 d 或 20 d 时含铅量最高，以后随着时间延长至 25 d 或 30 d 时呈下降趋势，这可能与配料中一氧化铅溶解度的变化有关，因此皮蛋制作取出后，放置一定时间或许能使其含铅量下降。有人对市售的不同地区生产的 48 枚鸭皮蛋的含铅量进行检测，发现其中 15 枚铅含量超过允许值 3 mg/kg，超标率为 31.3%，有的品种超标率更高，甚至为 100%，这种皮蛋的含铅量远远超过儿童每天所允许的摄入量，现在市场上出售的无铅皮蛋，只是含铅量减少而已，所以儿童应不吃或尽量少吃皮蛋为宜。

⑤ 水果

一般来说，水果本身是不含铅的，但是如果种植水果的果园土壤受到严重的铅污染，或者施用含铅肥料，灌溉用含铅的废水，可使果树乃至所结的果实不同程度含铅。某种杀虫剂的主要成分为砷酸铅，目前仍被广泛用于果园除虫，喷洒到果树和果实上，使得水果果皮可能含有铅。有些人吃水果喜欢连皮一起吃，或者水果清洗不干净，这样就可能把铅也吃进肚子里了。即使没有用这种杀虫剂，在目前铅污染严重的环境下，水果从果园出来到消费者手中，也要经过运输、包装、存放等多个环节，任何一个环节都有可能造成水果表面暴露于铅污染，因此水果应用清水冲洗干净或去皮后食用，以减少人体经口途径暴露于铅的污染。

⑥ 茶叶

茶叶中铅含量超标可以导致饮茶者慢性铅中毒。2003 年 12 月 16 日，广东省质监局公布全省茶叶质量监督抽查结果，个别品牌茶叶产品铅含量严重超标，有部分批次的铅含量超过标准要求，如标称某牌的特级龙井茶，铅含量实际测量达到 20 mg/kg，超过标准的 10 倍。

⑦ 冰饮

我国冰激凌、雪糕等冷冻饮品消费量不断增加。2004 年北京市消费者协会依据《冷冻饮品卫生标准》（GB 2759.1—1996），对 47 个样品中的铅含量进行了检验，公布的对冰激凌、雪糕、冰棍的比较试验结果表明，47 个样品中铅超标的有 3 个，占测试样品的 6.4%，其中，北京某公司生产的"新大陆"牌乌梅冰棍达到了 1.1 mg/kg，超标近 3 倍；沈阳某厂生产的"新大地"牌冰红茶冰棒达到 1.8 mg/kg，超标 6 倍。

⑧ 烧烤

很多家长、孩子喜欢吃烤羊肉串，串羊肉的"条"有的是不锈钢的，有的是用自行车的铁条，自行车铁条中既含有铅，还含有致癌物质"铬"。另外，羊肉串在烤制过程中还含有各种致癌物。有的羊肉串用煤烤制，煤里的含铅量很高，可以通过油烟传入羊肉串。因此，羊肉串等烧烤类物质也是铅经口暴露的重要途径。

（3）日用品

① 餐具

加拿大报道一位 2 岁的幼儿因铅中毒突然死亡，"杀手"竟然是一只陶壶。因为陶壶表面是含铅的釉彩，而这个孩子连续 29 天饮用了盛在陶壶中的苹果汁，釉彩中的铅通过溶入苹果汁而被幼儿摄入。陶瓷餐具由于其鲜艳的色彩、多样的造型等特点被广泛的使用。陶瓷餐具，特别是劣质陶瓷，釉料中铅和镉的含量过高或装饰面积过大，烤花温度不够会造成陶瓷容器中颜料、贴花等釉质装饰材料中的铅析出量超标。经营者为了降低成本，采购铅、镉含量高或性能不稳定的廉价装饰材料。在抽查的河北、山东等地 61 家企业生产的 62 种产品中，合格 47 种，抽样合格率为 75.8%。铅含量严重超标是此次抽查结果中暴露出的主要问题，3 种产品实测值全部超过标准允许值 10 倍以上，最高的铅溶出量达

100.8 mg/L。一些企业为抢工随意缩短烤花时间，降低温度或装窑过密，致使铅、镉难以挥发而沉积在瓷器表面。用这种餐具盛装食物，特别是装酸性食物（如醋、果汁、葡萄酒）或加热时，釉层中的可溶性铅很容易被食物中的有机酸溶解出来，或涂料脱落，铅、镉就容易析出，从而污染了食品，铅和食物一起进入人体内。

② 水晶制品

水晶制品是一种更具威胁的铅污染暴露介质。市场上有各种各样的水晶器皿、水杯，还有婴儿用的奶瓶等，但水晶制品的含铅量很高，尤其是有彩色图案的，如果用它来盛牛奶、酒，或其他饮品，会将水晶制品中的铅溶解出来并溶于饮品中。酒对铅元素的溶解量与时间成正比，即盛酒的时间越长，酒中的含铅量就越高。实验表明，用水晶容器盛酒，一小时后，酒中的含铅量升高 1 倍。

③ 食品包装

随着现代人生活节奏加快，各种各样的方便食品越来越多，方便食品一般都有包装，而包装往往都印上彩色的图案和文字。为了迎合儿童的口味，食物（如糖果、膨化食品等）包装更是五彩缤纷，甚至在食品里面摆进玩具、彩色卡片、贴纸等，而用来印制这些图案的彩色油墨大部分都含有铅。中国消费者协会 2004 年对市场上销售的奶瓶彩色图案做金属释出量抽检，公布了不同产地的 317 个品牌的婴儿塑料奶瓶检测结果，发现其中几个品牌表面的彩色图案重金属释出量令人吃惊，25%的奶瓶会释出铅等重金属，其中少数甚至超过欧洲安全标准的 20 倍。儿童经常接触这类产品，容易造成铅污染。

④ 塑料制品

塑料制品被广泛地用于日常生活中。目前市场上大多数塑料袋的成分是聚氯乙烯，这种塑料袋在加工过程中要加入一种稳定剂，其主要成分是硬脂酸铅，如果用这种塑料袋来存放食品，尤其是含油、含乙醇类的食品，或者温度超过 50℃的食品，塑料袋中的铅很容易析出而溶入食品中，造成食品铅污染。还有一些颜色比较深的塑料袋，一般由回收的旧塑料制品再加工而成，对人体的毒性更大。因此，存放食品要用食品专用塑料袋以减少塑料制品中的铅溶出后经食物暴露于人体的风险。

⑤ 聚氯乙烯材料

聚氯乙烯塑料（PVC）中的铅主要来自其中的热稳定剂铅盐，铅盐稳定剂是一种价格低廉、性能优良的塑料用热稳定剂，广泛用在 PVC 制品中。最新研究发现，含铅盐的 PVC 塑料在水管的使用过程中，重金属铅会从管道中析出，直接造成饮用水的污染。从 2000 年起，挪威、芬兰、瑞典、丹麦和英国等欧洲国家就相继采取了禁用铅盐稳定剂的行动。据上海市检测结果表明，凡是使用铅盐稳定剂的 UPVC 管材埋入地下，经过一段时间，管子周围的土壤都出现了重金属超标的现象，用于空中的电线、电缆中的铅盐随雨水的冲刷也会被带入土壤。目前，在室内装饰装修材料里也有一些 PVC 塑料材料，比如 PVC 门窗型材，厨房卫生间的吊顶材料等，这些材料都是人群潜在的铅污染暴露来源。

⑥ 口红和指甲油

虽然口红中的铅、汞等有害重金属物质的含量是有规定限量的，但并不等于不含这些成分，特别是有些不符合质量标准的口红，铅含量就可能会超标。因此经常使用口红，铅、汞等有害物质会通过口唇而被吸收，如果涂着口红或口红没有擦洗干净就进食，其中的铅、汞等有害物质还会随食物进入消化道，造成人体吸收铅。另外，口红中的羊毛脂很容易吸附空气中的铅尘，这也是使用口红会造成铅中毒的原因之一。

指甲油主要由硝化纤维、丙酮、醋酸乙酯、苯二四酸丁酯、含铅颜料及增塑剂等原料组成，其中大多是苯环结构的化合物和重金属，对人体是有毒性的。儿童涂了指甲油，不仅会直接损害甲床下组织，还会被"吃"进体内。因为孩子的手口动作比较多，有些孩子喜欢用手直接抓食物吃，尤其是油炸食品、奶油糕点或含脂肪多的食物。由于指甲油中的有害物质容易溶解于脂肪，从而就会造成有害物质在体内蓄积，导致铅吸收增多。

另外，一些婴儿用的爽身粉和含药物的婴儿痱子粉都含有微量的铅，也是平日儿童暴露于铅的重要介质。

⑦ 化妆品

由于金属铅的上色性非常好，而且铅还有一定的增白效果，因此许多化妆品都含有铅成分。多数年轻母亲都有使用化妆品的习惯，孩子平时与母亲接触比较亲密，通过日常生活中一些亲昵的动作，使母亲脸、唇或双手中的铅污染孩子，容易造成儿童铅中毒。

母亲常用化妆品对胎儿的影响更大，是胎儿间接暴露于铅污染物的途径。婴儿中毒常因舔食母亲面部含有铅质的粉类，吮吸涂拭于母亲乳头的含铅软膏以及患铅中毒母亲的乳汁所致。在 2002 年全国脑瘫会议上，神经外科专家认为母亲铅污染也是造成儿童脑瘫的原因之一，该科每月都要接诊一二十例脑瘫患儿，在对患儿的病史问询中得知，他们的母亲有 98%以上都长期使用化妆品。这些化妆品中的铅长年不断进入母亲体内并不断蓄积，当他们怀孕后，铅就通过胎盘进入胎儿体内，主要危害胎儿神经系统的发育，加上胎儿的大脑对铅的毒性作用高度敏感，因此，铅对胎儿期脑发育的损伤特别大，严重时就可能造成脑瘫。

⑧ 染发剂

随着生活条件的不断改善，人们越来越注重个人仪表打扮。染发剂越来越多地被不同年龄段的人群使用。每种染发剂都至少含有几十种化学成分，其中很多成分对人体是有害的，当然也包括铅。有关部门曾对市场上多种染发剂进行检测，结果表明，约 90%的染发剂里含有硝基苯、苯胺等，有的进口染发剂为了增加光泽度，还添加醋酸铅。这些有害的化学物质在染发过程中很容易被皮肤吸收，经常使用，就会造成蓄积中毒。

儿童与爷爷奶奶、爸爸妈妈密切接触，比如用手弄妈妈的头发，把脸贴近头发甚至用舌头舔大人的头发等，这些不良的习惯，会使儿童不知不觉暴露于染发剂上的铅等有害化学物质。

⑨ 含铅的彩色油墨纸

彩色油墨广泛用于各种书籍、报刊、杂志等印刷中，应用 X 线荧光分析法对油墨中的铅含量进行测定，结果发现，在树脂胶油墨和树脂铅印油墨 2 个系列的 44 种彩色油墨中，仅有胶版油墨系中的金红、透明黄、淡黄、中黄等油墨不含或少量含铅，其余油墨的铅含量均比对照纸中的铅含量高 9 倍以上，其中橘黄、橘红色高 500 倍，棕色高 37 倍，深黄色高 170 倍，柠檬黄色高 113 倍。可见，含铅的彩色油墨是人们暴露于铅的另一种介质。

⑩ 油墨、油漆、涂料

家庭装修的油漆、油墨、涂料 90%以上都不同程度地含有铅，使用含铅油漆和涂料进行家庭住宅及公共建筑的装修和公共设施的防腐等是造成室内和室外环境铅污染的主要原因。铅盐、铅白等是装修材料中油漆、涂料和壁纸的主要成分，许多装修材料如木器涂料、内墙涂料中都含有铅，特别是一些五颜六色的儿童房装饰，很容易造成室内铅污染。20 世纪 80 年代以前，欧美等国所建老式住宅涂有含铅油漆，这种油漆含铅量高达 5%～70%，指甲盖大的油漆屑可含铅 50 mg 以上，小儿误食一次就可致中毒。据美国住宅建设与城市发展部统计，在美国约有 5 000 万所老式住宅涂有含铅油漆，其中 2 000 万所住宅油漆层陈旧，处于脱落状态，其中 400 万家庭的孩子小于 7 岁，时刻都有铅中毒的危险。

儿童铅摄入量调查表明，儿童铅暴露的主要来源是含铅油漆或涂料，特别是因陈旧房屋，墙壁和家具的油漆脱落而污染的地面尘土和空气。长期吸入陈旧房屋墙壁含铅油漆脱落的尘土，经常把手指头和手拿到的其他物品放入口中等行为习惯，很容易将含铅油漆碎片及可能沾有铅微粒的灰尘或土壤带入口中而引起中毒。对房屋进行不适当装修翻新会增加铅暴露的危险。

（4）儿童学习、生活物品

① 含铅学习用品

由于很多铅笔表层有不同颜色的漆层，市场上出售的铅笔中铅含量超标率很高，而且颜色越深，可溶性铅含量越高。画画过程中用到的各种画笔、蜡笔等，可能一般都含有可溶金属锑、砷、钡、铅、汞、硒、铬、镉 8 种有害元素，其中铅管中的含铅量有些甚至能达到 90%以上，对于喜爱画画的人来讲，美术颜料的铅管包装是其最大的暴露介质源。有人对市场出售的儿童常用的教科书、塑料文具盒、各色漆层铅笔、橡皮、尺子，以及课桌椅表面的油漆层共 21 种学习用品，进行可溶性铅含量测定。目前我国尚未制定学习用品中铅的允许限量标准，如按美国可溶性铅含量不得超过 250 μg/g 的标准来衡量，21 种样品中有 12 种超过标准，超标率为 57.14%。其中对 9 种不同类铅笔的检测发现，有 6 种含漆层的铅含量超过上述标准，超标率为 66.7%；深色漆层的可溶性铅含量高于浅色漆层；最低为塑料活动铅笔外壳。在其他 12 种学习用品中，有 6 种（50%）超标，含量最高的为课桌椅的棕、黑色油漆层，分别超标 36.7 倍和 30.5 倍。教科书彩色封面的含铅量也超标 13.5 倍。几年前，美国西海岸的几个城市陆续有幼儿使用进口的蜡笔后发生铅中毒的报道。1994 年 3 月，美国消费品安全委员会抽查了美国市场上从国外进口的 11 种彩色蜡笔中的铅含量，发现其中 3 品牌严重超标，足以引起儿童铅中毒，其余 8 种品牌的铅含量也超过美国标准。

儿童经常咬铅笔，不知不觉就吃入漆层中的铅，这样容易引起铅中毒。另外，儿童手摸口啃（咬笔）的行为方式，也可以直接摄入铅笔、颜料等学习用具中的铅。有些儿童常吮吸手指，甚至有些儿童还会边画画边吃东西，这些坏习惯容易把铅带入儿童体内，造成铅中毒。学习经常使用的涂改液，含有铅等重金属有害成分，如果使用不当，被吸入人体或沾在皮肤上，也会引起慢性中毒。

② 玩具

玩具是儿童的好伙伴，玩具的安全与否直接关系到儿童的生长发育。据报道，某些油漆玩具中可溶性铅含量在 110.3～5 150.6 mg/kg。儿童在一天中有相当多的时间与玩具接触。而玩具基本上都要用到喷漆，如金属玩具、涂有彩色颜料的积木、注塑玩具、带图案的气球、图书画册等，即使是毛绒玩具，上面娃娃或小动物的眼睛、嘴唇也都是油漆喷的，漆中肯定含铅。孩子抱着玩具睡觉、去吻玩具和不洗手就拿东西吃，都容易造成铅中毒。

国家质量技术监督局曾对童车等玩具产品进行监督抽查，抽查了北京、天津、上海等7 个省、直辖市 46 家企业的 81 种产品，结果合格的只有 45 种，抽样合格率为 55.6%。北京市曾对市场上出售的 23 种玩具进行可溶性铅含量的测定，其中有含漆层的木制、铁制玩具 12 种，不含漆层的塑料玩具 11 种。根据国外的玩具漆层中可溶性铅<250μg/g 的标准，23 种被测玩具中有 7 种铅含量超过上述标准，超标率为 30.4%，可溶性铅在含漆层的木制、铁制玩具中的含量远高于不含漆层的塑料玩具。超过最高允许含量标准者全部为含漆层的玩具，其中木制玩具 4 种，铁制玩具 3 种，超标指数最高者为 20.6 倍，最低为 1.2倍。在红、黄、绿、蓝 4 种颜色中，黄、绿两种颜色的可溶性铅含量居于前列，这是因为这两种颜色中含有较多的氧化铅。塑料玩具虽然没有漆层，但由于聚氯乙烯塑料中含有稳定剂硬脂酸铅，只是在常温下铅不易溶出，如果啃咬或含在嘴里，也可能接触到铅。

（5）其他

中国最早的药学专著《神农本草经》就有以铅丹与粉锡（铅粉）治病的记载。其后随着药学的发展，铅类药物的品种逐渐增多。李时珍的《本草纲目》收载的铅类药物就有金属铅、铅粉、铅霜、铅丹及密陀僧 5 种。当代中医界仍在广泛使用的主要有铅丹和密陀僧。中医认为铅有解毒杀虫、消肿化腐、收敛生肌等功效。研究表明，大部分中药材中都含有一定量的铅、镉、砷等有害元素，少部分中药材中的含量还较高。若以我国食品中铅、镉、砷允许量标准（如红茶、绿茶中含铅量<2 mg/kg、大米中含镉量<0.2 mg/kg、粮食中含砷量<0.7 mg/kg）来看，一些中药材中铅、镉、砷等有害元素可在生物体内蓄积，其半衰期长，不易分解，达到一定数量，即可呈现毒性作用。中国预防医学科学院的有关专家研究了我国华北地区 23 种中药材中的铅含量，中药材平均铅含量在 1.78 mg/kg，个别高达 5～10 mg/kg。如果按每人每日服用 6～10 g 中药计算，通过中药材摄入的铅为 10.7～17.8μg。如果连续服药的话，铅将蓄积在体内，对人体健康带来很大的威胁。

3.2.2.3 经皮肤暴露

人体除了通过摄食和吸入途径接触环境中的有毒有害污染物质外，皮肤接触也是重要的暴露途径之一。皮肤暴露是一个复杂的现象，包括众多的潜在化学物质、相应的介质，以及通过一种或者多种暴露方式来接触皮肤。皮肤暴露可能发生在不同的环境介质中，包括水、土壤、沉积物等。如水中、大气中的有毒有害污染物质可以通过涉水活动等多种皮肤暴露途径进入人体，对人体的健康产生一定的影响。

经由呼吸和饮食途径的暴露很早就得到了认识并且进行了研究，而皮肤途径的暴露是最近十年才得到认识并开始研究的，尤其是对特定的人群、特定类别的污染物。皮肤暴露和剂量是密切相关的，而且是同时发生的过程，污染物通过扩散运动由皮肤进入人体血液，从而实现暴露。

暴露剂量是定量评价健康风险的依据，按照污染物从外部进入人体内及迁移至器官的过程，分为潜在剂量、应用剂量、内部剂量和有效剂量。潜在剂量是指可能被人体吸收的污染物质的数量，在皮肤接触途径中指达到皮肤的污染物质问题。应用剂量指实际达到人体皮肤表面、肺和胃肠的交换边界上，可被吸收或利用的污染物质数量。与潜在剂量相比，应用剂量扣除了污染物质到达皮肤表面、肺泡和胃肠过程中的损失量。内部剂量常称为吸收剂量，指进入血液并可与人体细胞等发生作用的污染物数量。有效剂量指污染物进入人体血液后，通过血液运输进入人体细胞和器官并最终引起负面效应的污染物质数量。不同剂量污染物通过皮肤进入人体的示意图见图 3-8。

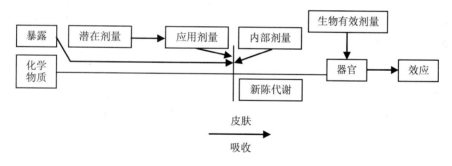

图 3-8 污染物通过皮肤进入人体的示意图

但是美国 EPA 认为，人们接触污染物虽然有许多不同的暴露途径，但是主要以经口和经呼吸的暴露途径为主，经皮肤的暴露量相比经口和经呼吸少。

3.2.2.4 我国人群的暴露特征

我国是发展中国家，随着工业化、城市化进程的加快，工业铅污染的排放造成大气、土壤和水体中铅含量增加，成为我国儿童铅中毒的主要原因。众所周知，我国是一个燃煤大国，1949—2009 年，我国煤的产量呈现急剧上升的趋势，煤的生产量和使用量位居世界前列。相比美国及世界平均水平而言，我国煤中铅的含量相对较高，在煤炭的利用过程中，大量的铅被释放到大气中，对人类健康，特别是儿童健康造成直接或潜在的危害。汽油无铅化后，我国空气中铅的排放主要来自于煤，且煤中铅排放的贡献率呈现一个上升的趋势，燃煤铅排放已成为我国的主要大气铅污染来源，其贡献率占 50%以上。

　　郝汉舟等对武汉市儿童多途径铅暴露进行了风险评估，运用 USEPA 评价模型得出经消化道途径摄入土壤或灰尘是儿童摄入铅的最主要暴露途径（郝汉舟，2012）。当然，在个别环境污染较重的地区，尤其是一些污染企业周围，呼吸道暴露可能成为主要方式。Gulson 等（2009）分析了铅同位素数据和矿物学及粒度，表明除了公认的儿童手口活动的铅暴露途径，吸入途径也可以对幼童和父母血铅作出显著贡献。

　　WHO 估计儿童铅暴露 45%来源于室内外灰尘与土壤暴露，47%来源于食物暴露，6%来源于饮水暴露，1%来源于空气暴露（DEFAR，2002）。英国报道，2 岁儿童每天摄入的铅 97%来自消化道，3%来自呼吸道（Davies，1987）；日本报道，人体每日摄入的铅 85%来自消化道，15%来自于大气（Masayuki，1989）。在我国有研究表明，成年女性每日吸收的铅，86%来自于饮食，14%来自空气（郑星泉，1993）。北京市地区和乡镇的 5～6.5 岁的儿童的血铅因素分析表明，儿童吸收的铅 89.6%～98.5%通过食物摄入，食物污染来源归纳为四条途径：大气—食物、水—食物、土壤—食物、土壤—植物—动物—食物（宋华琴，1993）。宋华琴（1993）研究发现，北京市儿童每日摄入的铅 90.0%～98.5%经胃肠道，1.5%～10.0%经呼吸道。铅到达消化道后，成人能够吸收 8%，而儿童吸收高达 50%。

　　沈晓明等（2004）研究表明，被动吸烟能增加血铅过高的危险性，有被动吸烟的儿童，发生血铅过高的危险性要远高于无被动吸烟史的儿童。有学者（Liang，et al.，2010）针对上海地区研究表明：在含铅汽油禁止使用后，儿童的血铅主要来自于空气中燃煤飞灰上的铅污染，并推测将煤作为主要能源供应的地区，燃煤飞灰及其沉积物可能是一个重要的铅污染来源，并且可能是一个主要的暴露途径。Liang 等（2010）运用 X 射线衍射技术通过对颗粒物上铅的质子数检测，以及室内外空气运行能量模型研究后，认为相比经口暴露而言，燃煤飞灰的经呼吸暴露是上海地区儿童铅暴露的主要途径；另外，通过铅稳定同位素技术，其研究还表明，在含铅汽油禁止使用以后，汽车尾气排放的空气、含铅油漆和油画等不是上海地区儿童铅暴露的主要来源。

　　儿童遭受铅污染的途径很多，儿童玩具和学习用品含铅量同样很高。有关部门抽样检测，23 种国产玩具中，7 种玩具表面油漆中所含可溶性铅超过国家允许值。另据检测，我国铅笔外壳油漆含铅，含量最高的超标 4.12 倍；部分学校课堂椅黑色油漆层中铅含量超过国际标准 36.7 倍，有的教科书彩色封面超标达 12 倍。儿童在玩过玩具和使用过学习用品后不洗手就吃东西，使铅尘进入人体内。因此，在我国含铅文具也是儿童铅污染的重要暴露介质。

　　胡刚等（2002）采用整群抽样方法，从高污染区、中污染区和相对清洁区分别选取 5～9 岁在校生进行血铅测定，并对其生活环境中空气、土壤、饮用水和小麦中铅的含量进行检测，分析某乡镇废旧蓄电池回收对环境和儿童血铅水平的影响，结果表明高污染区的空气、土壤和小麦铅污染最严重（均值分别为 0.016 3 mg/m³、1.161 mg/kg、7.905 0 mg/kg），饮用水铅含量虽低于国家卫生标准，但明显高于清洁对照区；中污染区的空气、土壤和小麦也受到一定程度铅污染（均值分别为 0.009 4 mg/m³、0.291 0 mg/kg、2.427 5 mg/kg），饮用水铅含量低于国家卫生标准（均值为 0.004 8 mg/L）。3 组儿童血铅均值分别为 532 µg/L、452 µg/L、126 µg/L，3 组间存在显著性差异（$P<0.05$），且环境铅含量越高、儿童血铅水平越高。其研究同时也表明，儿童对环境铅的暴露是经饮用水、经土壤/尘、经食物以及经呼吸等多途径综合暴露的结果。

　　儿童铅中毒是全球主要的公共健康问题。升高的血铅水平不仅造成中枢神经系统紊乱，而且随着儿童的成长和发展也影响肾脏，血液，心血管系统。中国铅污染环境问题始于工业大城市，但随着蓬勃发展的中小型规模乡镇企业的影响也发展到了广大农村（Lin，2011）。由于儿童铅污染是一个多途径多介质长期累积综合作用的结果，我们在限制污染排放、加强环境治理的同时，应做好自身的防范、提高防范意识、养成良好的生活饮食习惯，尽量降低铅的暴露，远离铅污染。

3.2.3　铅的暴露评价

3.2.3.1　经呼吸暴露

（1）空气评价方法（公式）/影响因素（暴露参数及推荐值）

　　含铅矿山、冶炼企业等工业排放的废气，汽车排放的尾气，香烟烟雾等会经过呼吸暴露途径暴露于人体。USEPA 推荐的空气摄入评价铅等污染物质的日平均暴露剂量公式为：

$$ADD = \frac{C \times t \times InhR \times EF \times ED}{BW \times AT} \tag{3-1}$$

式中，ADD —— 日平均暴露量，mg/（kg·d）；

　　　　C —— 空气中污染物铅的浓度，mg/m³；

　　　　$InhR$ —— 呼吸速率，m³/d；

　　　　ED —— 暴露时间，a；

　　　　BW —— 体重，kg；

　　　　AT —— 平均暴露时间，d。

　　由此可见，空气经呼吸道暴露评价过程中，呼吸速率（$InhR$）是一个影响暴露评价的至关重要的参数，但是空气中含污染物的定量也直接决定了评价结果的准确性。空气样品的采集、前处理和分析也相对较复杂。

（2）土壤/尘

　　吸入的铅尘颗粒小，容易到达肺深部被肺泡所吸收，沉积在肺部的铅大约 50% 被吸收。而进入血液中的铅，大部分与红细胞相结合，造成血铅浓度升高，且不宜被排泄而影响健康。铅尘的吸收取决于颗粒大小和溶解度。如直径为 0.27 mm 的尘粒吸收率达 54%，吸入的铅 70%～75%随呼气排出，仅 25%～30%被人体吸收，主要被吸入肺部，由肺泡微血管吸收；停留在上呼吸道的铅尘可随痰排至喉咙，再吞入食道。

USEPA 推荐的食物摄入评价铅等污染物质日平均暴露剂量公式为：

$$ADD = \frac{C \times t \times InhR \times EF \times ED}{PEF \times BW \times AT} \tag{3-2}$$

式中，ADD —— 日平均暴露量，mg/（kg·d）；

$\quad\quad C$ —— 土壤/尘中污染物铅的浓度，mg/kg；

$\quad\quad InhR$ —— 呼吸速率，m^3/d；

$\quad\quad ED$ —— 暴露时间，a；

$\quad\quad PEF$ —— 可吸入颗粒物的吸附系数；

$\quad\quad BW$ —— 体重，kg；

$\quad\quad AT$ —— 平均暴露时间，d。

由此可见，在土壤/尘的铅污染物经呼吸道暴露评价过程中，土壤/尘中污染物的浓度、土壤/尘的呼吸量对其暴露及健康风险评价至关重要。

3.2.3.2　经口暴露

（1）饮用水

水作为生物体最重要的组成部分，也是地球上最常见的物质之一。饮用水摄入是暴露于毒性物质的主要途径之一，其带来的潜在风险不容忽视。土壤中的污染物质渗入地下水、地表水，被污水污染、净水过程中的化学物质污染和送水工程中的污染物质渗入等，都会污染饮用水。含铅的污染物以饮用水的形式，通过经口的暴露途径进入人体，是除了食物以外的主要经口暴露途径。USEPA 推荐的饮用水摄入评价铅等污染物质日平均暴露剂量公式为：

$$ADD = \frac{C \times t \times IR \times EF \times ED}{BW \times AT} \tag{3-3}$$

式中，IR —— 饮用水摄入量，ml/d。

评价饮用水摄入的毒性物质暴露量，需要饮用水的消费量信息及相关资料。饮用水消费相关信息包括自来水、地下水、矿泉水等的饮用量，咖啡、凉茶等饮料的消费量等。

根据水的来源不同，可将日均饮水率（IR）分为当地水源水摄入率和总液体摄入率。当地水源水是指饮用水、饮料、食品制作过程中从水龙头流出的水（包括地下水、泉水等通过水龙头流出作为日常供给的水），这里所指的水可以反映当地地理环境状态，与商业上贩卖的饮料需要区分开来。总液体摄入包括当地水源水、牛奶、汽水饮料、酒以及食品材料中包含的水分等，是指所有液体的摄入量。根据总液体摄入量所得的饮用水毒性物质暴露存在过高评价的可能性，因此，通常使用当地水源水的摄入量作为饮用水摄入率数据。

饮用水的经口暴露大小除了与饮水摄入量的大小息息相关外，还取决于水中的含铅化合物浓度。在等量饮水情况下，环境介质中含铅化合物浓度的定量越准确，目标人群的饮水暴露剂量的评价越准确，其相应的健康风险评价也越准确。

饮用水中铅的采集分析相比食物、空气等介质而言，前处理分析比较简单。由于玻璃制品的容器对重金属具有吸附作用，一般用浸泡并洗净的聚乙烯塑料瓶采集水样。依据饮用水的类型，所采集的河水、湖水、地下水和自来水等样品应具有代表性，通常要将采集容器采满，加 2 滴 60% 浓硝酸后，密封。短期内保存可在暗处 4℃ 左右冷藏，对测定基本无影响。将样品用硝酸酸化至 pH 为 1～2 可保存 2 周。一般澄清的水样，包括饮用水，不含悬浮物的地下水和清洁的地表水等经过过滤后，可直接测定。

（2）土壤/尘

对人体经口暴露土壤/尘可能导致的健康风险进行评价时，首先需要确定暴露量。人体暴露土壤/尘的途径主要三种：经呼吸、经口以及皮肤黏附暴露。土壤/尘土经口的暴露量的计算公式为：

$$ADD = \frac{C \times IR \times EF \times ED}{BW \times AT} \tag{3-4}$$

式中，IR —— 土壤/尘土的日均摄入量，mg/d。

同样，在土壤/尘的暴露评价中，土壤/尘中铅含量的准确定量对暴露评价及健康风险评价至关重要。

（3）食物

日常饮食摄入食物的类型有很多种，包括主食、蔬菜、水果、奶制品、肉类等。谷类、肉类、鱼贝类、蔬菜、水果等的摄入是通过饮食暴露于环境中铅的主要暴露途径之一。谷类、蔬菜及水果等农作物会吸附、富积大气中的污染物，并与雨水、农业用水中的铅污染物接触，还可通过植物根部吸收地下水中的铅化学物质；另外，使用杀虫剂、肥料，及工业排放等也会造成土壤污染。经被污染的土壤、水、饲料喂养的家畜的肉类及蛋类、肉制品等，以及被污染的鱼贝类的摄入都使人体具有暴露于铅污染的潜在危害。

USEPA 推荐的饮食摄入评价铅等污染物质日平均暴露剂量公式为：

$$ADD = \frac{C \times IR \times EF \times ED}{BW \times AT} \tag{3-5}$$

式中，ADD —— 食物中铅的日平均暴露量，mg/（kg·d）；

　　C —— 食物中污染物铅的浓度，mg/g；

　　IR —— 食品摄入量，g/d；

　　ED —— 暴露时间，a；

　　BW —— 体重，kg；

　　AT —— 平均暴露时间，d。

为得到较为准确的暴露量，需要获得不同人群摄入不同种类的食物的摄入量（IR），不同人群各类食物的摄入率之和即为总的饮食摄入率。

3.2.3.3 经皮肤暴露

（1）饮用水

USEPA 在计算水经皮肤的暴露剂量时，采用如下计算公式：

$$ADD = C \times SA \times AF \times ABS \times EF \times ED \times BW \times A \tag{3-6}$$

式中，ADD —— 日平均暴露量，mg/（kg·d）；

      C —— 水中污染物铅的浓度，mg/L；

      SA —— 与污染介质接触的皮肤表面积，cm^2；

      AF —— 污染物的皮肤吸附因子，mg/（cm^2·h）；

      ABS —— 皮肤吸收系数；

      ED —— 暴露时间，a；

      EF —— 年暴露天数，d/a；

      BW —— 体重，kg；

      AT —— 平均暴露时间，d。

由此可见，在水的经皮肤暴露评价过程中，除了水中污染物的浓度之外，污染物的皮肤吸收因子、皮肤吸收系数，以及与污染物介质接触的皮肤表面积是重要的暴露参数。

水中单次皮肤暴露剂量 DA_{event} 可由以下公式初步算得：

$$DA_{event} = K_p \times C_w \times t_{event} \tag{3-7}$$

式中，K_p —— 水中化合物的皮肤渗透系数，cm/h；

      C_w —— 水中化合物浓度，mg/cm^3；

      t_{event} —— 单次暴露事件（如洗澡、游泳、洗衣等）持续时间，h/event。

由公式（3-6）和公式（3-7）可见，研究水—皮肤暴露时，除了需要测量水中化合物浓度以外，最重要的暴露参数包括：暴露于水中的皮肤表面积 SA、水中化合物的皮肤渗透率 K_p，以及 EF、t_{event}、ED 等行为—活动模式参数。

（2）土壤/尘

土壤/尘接触是人群皮肤暴露的一个重要途径。受铅污染的土壤和水体等也可通过皮肤接触而使人体暴露铅。任慧敏等（2005）采用 Schuhmacher 等的模型研究了儿童通过皮肤接触吸收而暴露的铅量，通过赋予模型中 EPA 发布的儿童皮肤对土壤的黏着因子、皮肤的接触频率等参数值表明：沈阳市儿童各种环境铅暴露中，儿童每天经过手口接触摄入的土壤铅量＞灰尘铅摄入量＞吸入空气铅量＞皮肤从土壤中吸收的铅量。土壤/尘经皮肤暴露的评价计算见公式（3-8）。

$$ADD = \frac{C \times SA \times AF \times ABS \times EF \times ED}{BW \times AT} \quad\quad (3\text{-}8)$$

式中，C——土壤/尘中含铅污染物的浓度，mg/kg；

SA——接触土壤的皮肤表面积，cm^2；

AF——土壤—皮肤黏附系数，mg/cm^2；

ABS——化学物质吸附系数，取决于化学物质的种类，不同的化学物质其吸附系数不同。

目前，USEPA 在进行儿童环境铅暴露评价中，一般不考虑皮肤直接吸收的铅，但是仍然规定了皮肤表面积 SA、皮肤和土壤黏附系数等参数。由于成人及儿童在皮肤表面积、体重，以及土壤黏附系数等方面存在着明显的差异，因此成人与儿童通常采用不同的土壤—皮肤暴露参数，即经年龄校正后的暴露参数（SFS_{adj}）。由公式（3-8）可知，暴露量等于暴露参数乘以化合物的浓度。校正后的土壤—皮肤暴露参数（SFS_{adj}）值可由式（3-9）得出：

$$SFS_{adj} = \frac{(SA_{1-6})(AF_{1-6})(ED_{1-6})}{BW_{1-6}} + \frac{(SA_{7-31})(AF_{7-31})(ED_{7-31})}{BW_{7-31}} \quad\quad (3\text{-}9)$$

式中，SFS_{adj}——经年龄校正后的暴露参数，mg·a/（kg·events）；

AF_{1-6}——1～6 岁儿童土壤—皮肤黏附系数，mg/（cm^2·event），推荐值为 0.2；

AF_{7-31}——7～31 岁人群土壤—皮肤黏附系数，mg/（cm^2·event），推荐值为 0.07；

SA_{1-6}——1～6 岁儿童皮肤表面积，cm^2，推荐值为 2 800；

SA_{7-31}——7～31 岁人群皮肤表面积，cm^2，推荐值为 5 700；

ED_{1-6}——1～6 岁儿童土壤—皮肤暴露持续年数，a，推荐值为 6；

ED_{7-31}——7～31 岁人群土壤—皮肤暴露持续年数，a，推荐值为 24；

BW_{1-6}——1～6 岁儿童平均体重，kg，推荐值为 15 kg；

BW_{7-31}——7～31 岁人群平均体重，kg，推荐值为 70 kg。

3.3　铅的生物标志物

3.3.1　生物标志物简介

生物标志物又称生物标识物。1993 年 WHO 环境健康基准 155 指出，广义的生物标志物"几乎包括所有能够反映生物系统与环境中化学、物理或者生物因素之间相互作用的人和测定指标"。根据致病因子作用于机体的过程，生物标志物可分为三类：暴露生物标志物、效应生物标志物、易感性生物标志物。图 3-9 显示出了环境污染物从暴露到引起人体健康影响及产生疾病过程中各个阶段的生物标志物。

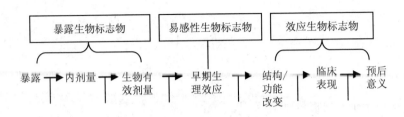

图 3-9　暴露与疾病关系中各个阶段的生物标志物

（1）暴露生物标志物

暴露生物标志物是指能够在机体内某个部位测定到的外源物质或其代谢产物，或者外源物质与某些目标分子或细胞反应的产物。首选的暴露生物标志物通常是指较易取得的机体体液或者排泄物（血液、乳汁、尿液、汗液、粪便等）中的化学物质本身或其代谢产物。但是，有些因素可能会导致在使用和解释暴露生物标志物时产生混淆。化学物质的机体负荷可能是多个源暴露的结果。测定的物质可能是其他外源物质的代谢物（例如，尿液中高浓度的苯酚可能是暴露于多种不同的芳香族化合物的结果）。根据化学物质的性质（如生物半衰期）和环境条件（如暴露途径及时间），在采集生物样品时化学物质及其所有代谢产物可能已经排出体外，确认机体组织和体液中常见有害化学物质的暴露比较困难（如人体必需的营养矿物质铜、锌和硒）。

（2）体内剂量标志物

外源性物质暴露后在体内可测量到的剂量标志，是外源性物质进入人体的可靠证据，包括细胞、组织、体液或排泄物中的化学物质原形或其代谢产物。相对于外暴露来说，它可以称为内剂量。例如，血液铅浓度可以作为人体接触铅的内剂量；尿液硼浓度为人体暴露于硼的内剂量标志物等。

（3）生物有效剂量标志物

生物有效剂量是指实际到达细胞或者膜而引起负效应的外源性物质或其反应产物的量。包括外源性物质及其代谢产物与白蛋白、血红蛋白共价结合产物，或者蛋白与 DNA 交联物的含量。直接测定生物有效剂量非常困难，通常使用替代生物标志物来推测生物有效剂量。

（4）效应生物标志物

效应生物标志物是指可测定的机体内生物化学、生物物理或者行为及其他变化，根据程度不同，它们与已确定的或可能的健康损害或者疾病相关联。该定义包括组织功能紊乱生物化学或细胞信号（例如，肝酶活性增加或者妇女生殖上皮细胞病理变化），以及生理指标紊乱如血压升高或者肺活量降低。这些标志物通常并非具体的物质。它们可能不是直接的负面影响，但可以暗示潜在的健康损害（例如，DNA 加合物）。效应生物标志物包括早期效应的生物标志物、细胞结构和功能改变的效应生物标志物、疾病效应标志物。

（5）易感性生物标志物

易感性生物标志物是指机体暴露于某种特定的外源性化合物时，其先天遗传或后天获得的能够反映其反应能力的一类标志物。它可以是先天固有的或者其他的特征，或者是之前就有的疾病，能够导致吸收剂量、生物有效剂量或者靶器官效应的增加。易感性标志物包括反映机体先天遗传性和后天获得性两类。

以上分类有时难以截然分开，不同类型的生物标志物之间有交叉和重叠，某些效应标志物也能够用于暴露评价。如有机磷农药抑制胆碱酯酶，它既能反映接触水平，又能反映早期生物学效应，同时它又是有机磷中毒的标志物，分类仅是为了便利工作，用于分析而已。本书主要讨论暴露生物标志物。

3.3.2 铅的暴露生物标志物

由于铅是严重威胁人类，特别是儿童健康的一种环境污染物，因此我们要利用铅污染物的生物标志物来进行早期预防、早期诊断和早期治疗，这对预防铅中毒具有重大的现实意义。蔡同建等（2011）就铅中毒的暴露生物标志物的现状进行了归纳，其主要暴露生物标志物包括血铅与血浆铅、尿铅、唾液铅、发铅、骨铅、牙齿铅、指甲铅和便铅等。

3.3.2.1 血铅

（1）标准

血液是最常用来进行化学物质含量测定的组织。血浆铅是向组织中传递的、并能真正体现铅毒性作用的那部分铅。但是由于血液中的铅绝大多数位于红细胞内，血浆的铅含量仅仅是全血铅含量的 0.1%～0.5%，因此常规的分析方法无法测得，也极易被外界或红细胞内的铅所污染。Ong 等（1985）研究发现，血浆铅与反映铅毒性的生物学示标间只有低度的相关，而全血铅甚至 EP（红细胞原卟啉）和这些示标均有高度相关性。因此，血铅测定应该选用全血标本，而不像许多其他微量元素那样测定其在血浆和血清中的含量。

血铅中的铅有两方面的来源，一方面是从外界摄入，另一方面是从骨骼组织中释放，后者在铅暴露个体脱离铅污染环境后（如铅作业工人退休）特别重要。铅在血液中的半衰期为 30 d 左右，因此血铅水平只能反映近期的铅暴露，而不能表示 1 个月前的暴露状况。但是在稳定的、低水平的铅暴露状态下，血铅水平还是能够反映铅暴露和体内的铅负荷状况。这也是目前临床和研究上运用最多的反映铅负荷的指标，其重要性和实用价值目前尚无其他指标能够取代，评价其他指标时常以血铅（Pb-B）为准。血铅测定唯一的缺点是必须静脉穿刺采血，家长和孩子往往难以接受，作为普查实施的难度较大。

由于铅是一种具有神经毒性的重金属，对人体没有任何生理作用，其理想的血浓度是零。由于环境污染等原因，人体内或多或少含有铅。儿童由于代谢和发育方面的特点，对铅的毒性作用特别敏感，极微量的铅就可以对儿童的健康产生危害，阻碍儿童大脑、智力、行为及体格等方面的发育，所以在儿童血液中的铅含量越低越好，最好为零。1991 年美国国家疾病控制中心把儿童铅中毒的标准定为血铅浓度≥0.483 μmol/L（10μg/dl）。在临床上对于血铅浓度≥0.483 μmol/L（10 μg/dl）者，要按儿童铅中毒处理。而随着对低浓度铅暴露下的毒性效应及危害的研究，在 2012 年，美国国家疾病控制中心又将儿童铅中毒的标准定为血铅浓度≥0.242 μmol/L（5 μg/dl），并在临床上对于血铅浓度≥0.242 μmol/L（5 μg/dl）者，要按儿童铅中毒处理，目前许多欧美国家相继采用此标准作为临床诊断的标准（徐龙，2005）。

（2）儿童血铅中毒筛查

静脉血标本检测铅含量的可靠性毋庸置疑。但是，由于必须静脉穿刺方能获取标本，许多家长难以接受。特别是对正常儿童进行大范围复查时困难更大。因此，自提出"儿童铅中毒筛查"的概念以来，美国一些学者尝试用外周毛细血管血代替静脉血。Schlenker等（1994）对 295 名儿童同时采静脉血标本和外周毛细血管血标本，对血铅测定结果进行比较，发现两者相关系数为 0.96，两者在数值上的差异＜0.048 μmol/L。Schonfeld 等（1994）同时对 172 名儿童进行静脉血和毛细血管血血铅测定的比较，发现用后者替代前者的假阳性率为 13.5%，符合筛查的要求。上海市的学者沈晓明（1994）通过研究也发现，如果采样得当，以毛细血管血进行血铅测定是完全可靠的。

以毛细血管血代替静脉血的关键问题是污染和稀释。毛细血管血标本特别容易污染有两个方面的原因：一方面，由于采集标本时要等血液流到皮肤表面，再收集到试管中，因而与静脉穿刺相比污染的机会大大增加；另一方面，由于毛细血管血采血量很少，极微量的污染可对血铅水平产生显著的影响。例如，100 μl 血液中污染 0.01 μg 的铅可使血铅水平上升 0.483 μmol/L。因此，在采集毛细血管血之前，对局部皮肤消毒清洁的要求更高。一般建议先用肥皂将手指彻底清洗，再用 EDTA 溶液擦洗，最后用乙醇棉球反复擦拭表面皮肤。也有人建议将手指以无铅的硅胶膜包裹，然后透过硅胶膜针刺采血，使血液直接流至膜上而不直接接触皮肤，这样可以减少污染的机会。另外，采血时要让血液自然滴出而不要挤压，以免血液组织液稀释，影响检测结果。如果测得的血铅＞0.724 μmol/L（15 μg/dl）时，应用静脉血方法重复测定（徐龙，2005）。

3.3.2.2　尿铅

（1）标准

肾脏是机体排铅的主要通道。功能正常的肾脏对铅的排出有自我调控的能力，体内铅负荷高时，铅随尿排出的量也相对较多，体内铅负荷低时，铅随尿排出的含量则相对较少。因此，尿铅的含量始终与机体铅负荷存在一定的函数关系，体内铅负荷的升降都能在尿铅含量中得到体现。但在一般情况下，特别是在慢性低水平的铅暴露下，铅自发性从尿中排出的水平较低，检测很困难。此外，自发性排铅的过程受肾功能影响，个体差异很大，实际应用价值有限，国外对其诊断价值不太重视，但认为作为生物监测指标还是有用的。

国内临床应用尿铅测定多年，认为它与空气中铅浓度、血铅、尿 ALA、EP、ZPP 均显著相关，与症状有一定相关，是观察驱铅效果的最好指标，又是一项对机体无损伤的检查方法。但测定方法、留尿时间与污染等因素直接影响测定结果，单独以空白尿铅作为诊断依据并不可靠。

最初国内报道尿铅正常值为 0.39μmol/L（0.08 mg/L）。近年来由于测定方法的改进及质控意识的增强，各地报道的尿铅正常值上限远达不到 0.39μmol/L。1991—1993 年修订铅中毒诊断标准科研协作组在全国各地区进行尿铅正常值调研，结果为 2.5～62.8 μg/L，几何均值 9.1 μmol/L，95%的允许上限为 32 μg/L（徐龙，2005）。

（2）尿铅标志物的筛选

铅会随着尿液排出一部分，因此尿铅波动较大，且采样和检测操作比较麻烦，影响因素也较多，不能很精确地反映体内铅的含量。因此，在临床和研究中，尿铅测定最常用于驱铅试验，即在应用依地酸二钠钙后，收集一定时间内尿液进行尿铅测定，对诊断铅中毒有很大的参考价值。对于已脱离铅接触的人员，进行尿铅测定较其他方法为优。现行的铅中毒诊断国家标准，对驱铅试验的方法与判断标准已有明确规定。

由于尿铅含量一般很低，所以标本采集时要特别注意防止污染，一般用经酸洗的聚乙烯容器作为集尿的容器，容器事先应确认无铅污染。同时，为了防止尿液中铅可能附着于容器的内壁或沉淀于容器的底部而"丢失"，事先可加少量稀硝酸于容器内，用其湿润容器的内壁，这样可防止铅附着。

尿铅分析可用 AAS（原子吸收分光光度法）和 ASV（阳极溶出伏安法）的方法测定。在非职业性的低水平铅暴露状态下，尿铅水平较低，单独测定时可能在一般实验室方法的检出阈以下。在驱铅试验时，从尿液中测定含铅量的高低，对驱铅试验的判断有重要的应用价值。

3.3.2.3　发铅

（1）标准

头发和血液都是机体组织部分，受到铅暴露的污染后，都能不同程度地反映体内铅负荷的水平。由于测定发铅具有标本收集、输送方便，无痛苦的优点，适用于任何年龄的儿童，容易被儿童及家长所接受。

头发中铅分布的一个特点，每一段头发中铅含量能够反映该段头发生长时的铅暴露量，因此整根头发能够反映数月乃至数年的铅暴露状况。靠近头皮部分的头发中的铅含量反映最近的铅暴露状况，因此如要检查近期铅暴露状况，必须取靠近头皮的头发来测定，通常取靠近头皮 1cm 共 0.2 g 备用。靠近发梢部分的头发中的铅含量反映以往的暴露状况，头发越长，向前追溯的时间越长。因此，一根完整的头发能够像日记一样记录一段时间铅暴露的情况。

（2）发铅标志物的筛选

由于头发容易受到外来环境中铅的污染，头发表面的铅是环境沉积上去的，而不是体内铅负荷的反映。目前，还没有一种标本预处理的方法能够区别头发中的铅哪一部分是内源性的，哪一部分是外源性的。此外，不同部位的头发含铅量不一样。发铅水平还与性别、皮肤颜色深浅、洗发的经常性、头发的处理（染、烫等）等许多不易控制的因素有关。因此，除用于观察特定人群生活环境铅污染状况的调研之外，目前不认为发铅对反映体内铅负荷有任何实用价值。发铅只能反映体内铅负荷的大致情况，精确程度与所有标本的准确性有关，因此只能作为一个参考指标，而不能作为诊断指标。

头发经正确采集所测出的铅含量即是头发中内源性铅含量。当然，采集方法越正确，越能反映体内铅负荷水平。广东工业大学实验研究中心对浙江省宁波、海宁两地区223名3～4岁健康幼儿测定的发铅和血铅含量统计结果呈显著正相关。可见发铅、血铅有其相关性，都能反映体内铅负荷水平。这说明头发样本只要处理得当，发铅结果是可以采用的。但如果头发样本处理不当，如干、湿程度或取发的长短、部位，洗涤方法等处理不够精确，都可影响其测定结果。在紧贴头皮的头发所测的发铅与血液测定的血铅都能反映现阶段（1个月内）体内的铅负荷水平，有一定的相关性。因为血铅在体内的半衰期为30 d左右，与近头皮发铅是一致的。

在普查时测定发铅既方便又易于被家长和孩子接受，不失为一种简便实用的方法，但因其准确性不及血铅，故在临床上一般以血铅测定为准。

3.3.2.4 齿铅

（1）标准

牙齿是积蓄铅的骨化组织之一。普通骨组织中的铅与血液中的铅互相交流，维持一种动态平衡。而牙齿中的铅则不同，铅一旦沉积于牙齿，就不再进入血液，因此齿铅能够反映之前铅暴露量的总和，而不能说明现阶段体内的铅含量。如一颗脱落乳牙中的铅含量可以反映出生后至牙齿脱落前的累积铅暴露量。多数情况下，齿铅的测定限于离体的牙齿，所以测定齿铅的含量无实际意义。测定的对象一般局限于5～7岁换牙期的儿童，而且要求脱落的牙齿必须是完整、健康的乳牙。目前，对齿铅的标准值还没有统一的确定值。

（2）齿铅标志物的筛选

由于齿铅的含量随牙齿的类型（切牙高于尖牙，尖牙高于磨牙）、部位（上颌牙高于下颌牙）而异，因此在同一研究中收集的标本应统一牙齿的类型和部位。根据研究，齿铅测定宜选用髓周牙质，可通过不同的方法分离得到，标本表面应清洗干净以去除表面的铅。

关于齿铅测定和分析方法目前尚未有统一的实验操作规程，实验室之间可比性较差，质量控制体系也不完善，不同部位和类型牙齿的铅含量不同，使得个体之间的可比性较差，故齿铅测定法很少采用。

3.3.2.5 骨铅

（1）标准

骨骼系统是身体储存铅的主要部位，积蓄着机体所含总铅量的75%～90%，历来被认为是反映体内铅负荷的最客观指标。以前曾有人用骨活检的方法获取骨组织，样品灰化后用 AAS 进行骨铅定量，这种创伤性的方法显然有很大的局限性。目前，对齿铅的标准值还没有统一的确定值。

（2）骨铅标志物的筛选

儿童的疏松骨比成人矿化良好的骨的测定误差大，且儿童的骨铅浓度较低，所以较低的骨铅浓度和较大的测定误差使得儿童的骨铅研究相对比较困难，且目前尚缺乏骨铅的参考值范围，骨铅作为生物标志物的应用受到一定的限制。

但也有国外的报道表明，应用 X 射线荧光分析（XRF）技术对铅中毒儿童的骨铅测定，发现骨铅水平与血铅、驱铅实验结果有良好的相关性，被认为是一种快速、准确和稳定的体内铅负荷评价方法，故能较满意地反映慢性低水平铅暴露儿童的铅负荷状态。

3.3.2.6　其他

（1）胎粪、脐血、乳汁、唾液中的铅

研究表明，胎粪铅含量、脐血铅含量均能一定程度反映胎儿宫内铅暴露的状况。叶萍等（2001）认为，胎粪铅含量反映的是整个妊娠过程中铅在新生儿胃肠道中的累积量，可代表整个妊娠期间胎儿体内铅的蓄积程度，胎粪铅含量比脐血铅含量更能反映宫内铅暴露对胎儿的长期积累的影响。铅可通过血液进入乳汁，母亲通过授乳可将铅传递给婴儿，母血铅、乳铅与子女血铅呈正相关。对于职业性铅接触者，以全唾液铅代替血铅诊断个体吸收是可靠的，但儿童全唾液铅与血铅浓度相关性较小。

（2）婴儿出生前的生物标志物

出生前铅暴露的首要问题是找到客观、准确、实用的评价胎儿在母体内铅暴露水平的指标。然而，对胎儿宫内铅暴露水平的直接测定有一定难度。由于出生前铅暴露来源于母体血铅，铅通过胎盘进入胎儿体内，因此，临床和科研中通常采用评价母体铅负荷的办法来间接反映婴儿出生前的铅暴露水平。

目前，临床上用于评价体内铅负荷状况的最常用指标是血铅，但是，用血铅作为出生前铅暴露的生物标志物具有很大的局限性：①由于铅在血液中贮留时间仅为 30 天左右，其后大部分沉积在骨骼等组织，因此一个人的血铅水平主要反映近一个月的环境铅暴露情况，不能客观评价慢性长期铅暴露的铅负荷状况，特别是在环境铅浓度不是很稳定时；②由于孕妇在妊娠期的生理状况、工作环境、家庭环境、营养状况等均可能发生一系列改变，使得其接触铅的机会、对铅的吸收，特别是内源性铅的释放发生变化，从而造成妊娠期血铅水平不断地发生变化，因此单独以妊娠期某一阶段母体血铅水平作为胎儿铅暴露的水平是有一定误差的；③铅的很多毒性效应与血铅水平并不存在很好的相关性。例如，González-Cossío 等（1997）研究发现，经调整后，与低出生体重明显相关的铅的生物标志物只有胫骨铅。

3.3.2.7　铅生物标志物的应用

血铅水平并不能充分反映个体的铅相关毒性的全部危险。这种想法主要基于以下认识：

（1）随着时间的推移，进入人体的铅蓄积在骨骼中，构成成人 90%～95% 的铅负荷和儿童 80%～95% 的铅负荷。

（2）在评判预料某种形式的慢性铅中毒时，蓄积铅可能比当前铅暴露更具有实际意义。

（3）血铅水平通常与当前铅暴露有很好的相关性，但骨铅与当前铅暴露的相关性却很弱。当铅暴露处于稳定状态时，血铅水平保持稳定而骨铅水平持续上升，并且一旦暴露终止，血铅水平虽已经下降，骨铅水平仍在持续增加。

目前的研究报告中常用的另一个指标是脐带血铅水平。许多研究结果表明，孕妇血铅与脐带血铅之间具有很强的相关性。脐带血铅一般低于孕妇血铅，脐带血铅水平作为反映胎儿期铅暴露状况的指标，已经得到肯定并广泛应用。但是，脐带血铅水平只能反映孕末期较短一段时间内胎儿的铅暴露水平，难以反映整个妊娠过程中胎儿在所暴露环境中铅的变化情况，整个妊娠过程已经结束，铅暴露以及铅对胎儿的损伤可能已经发生，即具有评价的滞后性、损害的不可避免性。所以，测定脐带血铅水平在预防医学中的局限性非常明显。

骨铅含量历来被认为是体内铅负荷的最客观指标。同时，骨骼与血液之间存在复杂的动力学过程，这一过程受很多因素影响，如性别、年龄、营养状况、妊娠等生理状况以及骨质疏松、肾功能失调等病理状况。Smith 等（1981）用同位素方法对血铅进行分析后认为，血液中 40%～70% 的铅来自骨铅。Inskip 等（1996）通过动物模型研究认为，全血铅中估计有 20% 来自过去的骨铅储存，但此数字可能因动物种属以及暴露量不同而不同。Hu 等（1996）指出，许多证据表明，在预测一些形式的由慢性轻、中度铅暴露产生的毒性方面，骨骼铅负荷作为铅剂量的生物标志物比用全血铅更有用。但由于采样的创伤性而一度限制了它的应用。

近年开始使用的 X 射线荧光分析（XRF）技术可以无痛苦测定活体骨骼中的铅含量，用此评价体内铅负荷，特别是对育龄妇女进行骨铅测定，可以在一定程度上预测其孕期血铅的变化情况，对预防出生前铅暴露具有重要的实际意义。但由于目前尚未完全掌握孕妇血铅变化规律和骨骼铅浓度对孕妇血铅变化的影响，因此，要想及时准确评估出生前铅暴露的水平尚有许多工作要做。

血铅（Pb-B）是反映机体近期铅接触的敏感指标，它与空气中铅浓度有明显的剂量—效应关系，与红细胞中锌原卟啉及游离原卟啉相关性良好，评价其他指标时常以血铅为准。不足之处是分析的条件要求较高，易引起误差。脱离接触后，血中铅转移到骨骼或随排泄而降低，与铅中毒病情不相平行。由于经济状况、吸烟、饮酒等不同，血铅正常值也不尽相同。我国现行《职业性慢性铅中毒诊断标准》以血铅 ≥2.9 μmol/L 为诊断参考值。临床上也常用血铅作为机体铅中毒的诊断标准。尿铅（Pb-U）是反映近期铅接触水平的敏感指标之一，它与空气中铅浓度、血铅、红细胞中锌原卟啉及游离原卟啉呈显著相关，与症状也有一定的相关性，是观察驱铅治疗效果的最好指标，而且它是一项对机体无损伤性的检查指标，一直被临床广泛使用。但由于尿样易污染、尿量、留尿时间等因素均可直接影响测定结果，容易出现波动。如仅以空白尿铅作为诊断依据并不可靠，有高达 87%的接触铅未达中毒程度的工人中，尿铅正常而血铅增高，若单凭尿铅测定来判断体内铅负荷并作为诊断铅中毒的主要依据，势必造成漏诊。因此尿铅常被用于驱铅试验反映体内铅负荷，帮助早期诊断铅中毒。骨铅是人体较恒定的铅池，真正反映铅在机体内的蓄积情况，因而对铅中毒诊断很有价值。另有报道，铅负荷中儿童 75%蓄积于骨中，成人则占 90%以上。骨铅水平是反映铅负荷状况的理想指标，骨铅可以作为累积接触的生物标志物，能预测与铅接触有关的生物效应。但是骨铅的研究起步较晚，分析检测手段在实际的推广应用中受到很大的限制，因此，骨铅的测定在临床上应用较少。

3.3.3 铅的效应标志物和易感性生物标志物

除了血铅、尿铅、骨铅等铅的接触标志物外，目前对效应标志物及易感性生物标志物的研究也取得了一些进展。

3.3.3.1 效应标志物

常用的效应标志物包括：

（1）δ-氨基-γ-酮戊酸脱水酶（ALAD）

ALAD 是低浓度接触铅时，反应最为灵敏的指标。研究表明，血铅达到 50 μg/L 时，接触者 ALAD 活性即可下降并对对照有显著差别（Sakai T, et al., 1983）。血铅浓度在 50～400 μg/L 范围内时，Log Pb 与 ALAD 呈良好的线性关系；血铅浓度大于 400 μg/L 时，ALAD 活性下降进入平台期，下降速度缓慢，与血铅浓度无线性关系，因此 ALAD 活性作为铅接触的效应指标只适用于低浓度铅接触。

（2）血浆 δ-氨基-γ-酮戊酸（ALA-P）

体内 δ-氨基-γ-酮戊酸（ALA）水平也可以反映低浓度铅暴露对机体的影响。由于尿中 ALA（ALA-U）敏感性较差，只有当血铅＞300 μg/L 时 ALA-U 才开始上升，因此测定 ALA-P 更加灵敏（Morita Y, et al., 1993）。Sakai 等（1996）研究发现，血铅对 ALA-P 及 ALAD 作用的阈值相同，当血铅浓度为 50 μg/L 时，ALA-P 水平即显著升高；血铅浓度在 50～400 μg/L 时，ALA-P 随血铅浓度上升而缓慢增长，血铅＞400 μg/L 时，ALA-P 随血铅浓度上升而迅速增长。

（3）尼克酰胺腺嘌呤二核苷酸合成酶（NADS）

Zerez 等首先报道了铅对 NADS 的影响，研究发现接触铅工人 NADS 活性下降。1995年 WHO 将 NADS 作为铅对人体影响的重要指标。Morita 等（1997）首先报道了血铅对

NADS 影响的剂量反应关系，血铅浓度在 22～816 μg/L 时，NADS 血铅呈负相关。血铅浓度为 430 μg/L 时，NADS 活性的 50% 受到抑制。ALAD 活性的 50% 受到抑制时血铅浓度仅为 200 μg/L。由此可见，虽然低浓度时 NADS 不如 ALAD 灵敏，但它的优势在于在一个较广的浓度范围内均与血铅呈线性关系。

（4）红细胞嘧啶-5'核苷酸酶（P5N）

铅可以抑制 P5N 活性并导致体内嘧啶核苷酸蓄积。研究表明，当血铅浓度达到 100 μg/L 时，P5N 活性即出现显著下降。Peglia（1984）认为，在一个相当大的浓度范围内（100～2 000 μg/L），Log P5N 与血铅浓度存在线性关系，P5N 活性将随着血铅浓度的上升持续下降。

（5）嘧啶核苷酸（PN）

铅可以抑制 P5N 从而导致体内大量嘧啶核苷酸蓄积，主要是尿嘧啶核苷二磷酸葡萄糖（UDPG）、三磷酸胞苷（CTP）、二磷酸胞苷胆碱（CDPC）水平上升。研究表明，当血铅浓度达到 600 μg/L 时，P5N 活性会降至 7 μmol·h^{-1}·g Hb^{-1} 以下，铅作业者血液中 UDPG、CTP、CDPC 显著上升并与血铅浓度呈线性关系（Sakai T, et al.，1990）。但这一指标敏感性较差，只有当血铅浓度＞600 μg/L 时，血液中嘧啶核苷酸才开始改变。

（6）尿中粪卟啉（CP-U）

铅可以抑制粪卟啉原氧化酶或脱羧酶从而导致 CP-U 升高。Sakai 等（1983）建立的 HPLC 方法可以同时测定尿中 CP-Ⅰ 及 CP-Ⅲ含量。利用此方法测定 CP-Ⅰ 及 CP-Ⅲ正常值分别为 3 317 μg/L 和 2 816 μg/L。当血铅＞400 μg/L 时，CP-U 开始升高，其中 CP-Ⅲ与血铅线性关系较好，$r=0.166\ 2$。

（7）血中锌原卟啉（ZPP）

铅可以抑制血红素合成酶，使原卟啉不能与 Fe^{2+}结合，红细胞内游离原卟啉增加并与锌结合，从而导致 ZPP 升高。研究表明，当血铅在 200～300 μg/L 时，ZPP 开始升高。血铅与 ZPP 之间存在线性关系，相关系数为 0.7～0.9。

3.3.3.2   易感性生物标志物

Battistuzzi（1981）首次报道了 ALAD 基因多态，并将 ALAD 划分为 3 种基因型即：ALAD1/ALAD1、ALAD1/ALAD2、ALAD2/ALAD2，此后许多学者研究了 ALAD 基因多态与铅对人体影响的关系，但结果并不一致。

Needleman（1990）的研究发现，携带 ALAD2 基因者在接触相同浓度的铅时，血铅浓度明显高于 ALAD1 基因携带者，造成这一现象的原因可能是铅可以更牢固地与 ALAD2 结合，从而抑制其活性，故可以认为 ALAD2 基因携带者对铅更为敏感。

Morita 等（1998）研究表明，当血铅浓度＞400 μg/L 时，携带 ALAD1 基因者体内 ZPP、ALA-P、ALA-U 水平均高于携带 ALAD2 基因者，从而说明 ALAD1 基因对铅更为敏感。Sakai 等（1996）对血铅浓度和 ALAD 活性无显著差异的 69 名工人进行了研究。当向样品中加入锌和二硫苏糖醇恢复被铅抑制的 ALAD 活性，得到 ALAD 总活性后发现，ALAD1/ALAD1 基因型者 ALAD 总活性明显高于携带 ALAD2 基因者，从而说明 ALAD1 基因对铅作用敏感，更易被抑制。

近几年，我国学者对铅的接触标志物和效应标志物进行了很多的研究，但对于铅的易感性生物标志物研究尚未见报道。由于毒物代谢酶存在多态，导致个体在接触性质和剂量相同的毒物时敏感性不同，产生迥然不同的反应，因此有必要加强铅的易感性生物标志物研究，以便筛选易感者，更好地保护高危人群。

本章参考文献

[1] Alan S Kaufman. 2001. Do low levels of lead produce IQ loss in children？ A careful examination of the literature. Archives of Clinical Neuropsychology，16：303-341.

[2] Alm S，Mukala K，Tiittanen P，et al. 2001. Personal carbon monoxide exposures of preschool children in Helsinki，Finland—comparison to ambient air concentrations. Atmospheric Environment，35（36）：6259-6266.

[3] Andrzejak R，Poreba R，Derkacz A. 2004. Effect of chronic lead poisoning on the parameters of heart rate variability. Med. Pr.55：139-144.

[4] Angerer J，Ewers U，Wilhelm M. 2007. Human biomonitoring：state of the art. International Journal of Hygiene and Environmental Health，210（3/4）：201-228.

[5] Battistuzzi G，Petrucci R，Silvagni L，et al. 1981. δ-aminolevulinate dehydrase：a new genetic polymorphism in man. Annals of Human Genetics，45（3）：223-229.

[6] Chan A T，Chung M W. 2003. Indoor–outdoor air quality relationships in vehicle：effect of driving environment and ventilation modes. Atmospheric Environment，37（27）：3795-3808.

[7] Davies D. 1987. An assessment of the exposure of young children to lead in the home environment. In Thornton I，Culbard E. Lead in the Home Environment，London：Science Review Ltd：189.

[8] DEFAR and Environment Agency. 2002. Contaminants in soil：Collation of toxicological data and intake values for humans. Swindon：The R&D Dissemination Centre.

[9] Ferm V H，Cmpenter S J. 1967. Developmental malformations resulting from the administration of lead salts. Exp Mol Pathol，7（2）：208-213.

[10] González-Cossío T，Peterson K E，Sanín L H，et al. 1997. Decrease in birth weight in relation to maternal bone-lead burden. Pediatrics，100（5）：856-862.

[11] Gulliver J，Briggs D J. 2004. Personal exposure to particulate air pollution in transport microenvironments. Atmospheric Environment，38（1）：1-8.

[12] Gulson B，Korsch M，Matisons M，et al. 2009. Windblown lead carbonate as the main source of lead in blood of children from a seaside community：an example of local birds as "canaries in the mine"．

Environmental Health Perspectives, 117（1）: 148.

[13] Gump B B, Reihman J, Stewart P, et al. 2007. Blood lead （Pb） levels: a potential environmental mechanism explaining the relation between socioeconomic status and cardiovascular reactivity in children. Health Psychology, 26（3）: 296.

[14] Gup P, Husain M M, Shankar R, et al. 2002. Lead exposure enhances virus multiplication and pathogenesis in mice. Vet Hum. Toxicol, 44: 205-210.

[15] Haas G M, Brown D V, Eisenstein R, el al. 1964. Relations between leadpoisoning in rabbit and man. Am J Pathol, 45: 691-727.

[16] Hu H, Aro A, Payton M, et al. 1996. The relationship of bone and blood lead to hypertension: the Normative Aging Study. Jama, 275（15）: 1171-1176.

[17] Inskip M J, Franklin C A, Baccanale C L, et al. 1996. Measurement of the Flux of Lead from Bone to Blood in a Nonhuman Primate by Sequential Administration of Stable Lead Isotopes. Fundamental and Applied Toxicology, 33（2）: 235-245.

[18] Jurvelin J A, Edwards R D, Vartiainen M, et al. 2003. Residential indoor, outdoor, and workplace concentrations of carbonyl compounds : relationships with personal exposure concentrations and correlation with sources. Journal of the Air & Waste Management Association, 53（5）: 560-573.

[19] Kim D, Lawrencel D A. 2000. Immunotoxic effects of inorganic lead on host resistance of mice with different circling behavior preferences. Brain Behavior Immune, 14: 305-317.

[20] Kousa A, Oglesby L, Koistinen K, et al. 2002. Exposure chain of urban air $PM_{2.5}$ associations between ambient fixed site, residential outdoor, indoor, workplace and personal exposures in four European cities in the EXPOLIS-study. Atmospheric Environment, 36: 3031-3039.

[21] Levin R, Brown M J, Kashtock M E, et al. 2008. Lead exposures in US children, 2008: implications for prevention. Environ Health Perspect, 116（10）: 1285-1293.

[22] Liang F, Zhang G L, Tan M G, et al. 2010. Lead in children's blood is mainly caused by coal-fired ash after phasing out of leaded gasoline in Shanghai. Environ. Sci. Technol., 44: 4760-4765.

[23] Lin S, Wang X, Yu I T S, et al. 2011. Environmental lead pollution and elevated blood lead levels among children in a rural area of China. American Journal of Public Health, 101（5）: 834.

[24] Lockitch G. 1993. Perspectives on lead toxicity. Clinical biochemistry, 26（5）: 371-381.

[25] Masayuki I, Watanabe T. 1989. Dietary intake of lead among Japanese Farmers. Arch Environ Health, 44（1）: 23.

[26] Matthews K A, Zhu S, Tucker D C, et al. 2006. Blood pressure reactivity topsychological stress and coronary calcification in the Coronary Artery Risk Development in Young Adults Study. Hypertension, 47（3）: 391-501.

[27] Michele DeRose, Stefano Zarrilli, LiuqiPaesano, et al. 2003. Traffic pollutants affect fertility in men. Human Reproduction, 18（5）: 1055-1061.

[28] Monn C. 2001. Exposure assessment of air pollutants：a review on spatial heterogeneity and indoor/outdoor/personal exposure to suspended particulate matter，nitrogen dioxide and ozone. Atmospheric Environment，35（1）：1-32.

[29] Morita Y，Sakai T，Araki S，et al. 1993. Usefulness of δ-aminolevulinic acid in blood as an indicator of lead exposure. JapJ Ind Health，35：112-118.

[30] Morita Y，Sakai T， Araki S. 1997. Nicotina mideadeninedinucleotide synthetase activity in erythrocytes as a tool for the biological monitoring for lead exposure. Int Arch Occup Environ Health，70：195-198.

[31] Morita Y，Sakai T. 1998. ALAD geno type sandheme precursors in lead workers. Porphyrins，7：439-440.

[32] Needleman H L，Schell A，Bellinger D，et al. 1990. The long-term effects of exposure to low doses of lead in childhood. NEngl JMed，322：83-88.

[33] Nicas M. 2003. Using mathematical models to estimate exposure to work place air contaminants. Chemical Health & Safety，（January/February）：14-21.

[34] Nieuwenhuijsen M J. 2003. Exposure assessment in occupational and environmental epidemiology. Oxford：Oxford University Press.

[35] Office of Air Quality Planning and Standards：Report EPA-452/P-07-013，2007，www.epa.gov/ttn/naaqs/ standards/Pb/data/20071101_pb_staff.pdf（accessed September 8，2008）.

[36] Ong C N，Phoon W O，Law H Y，et al. 1985. Concentrations of lead in maternal blood，cord blood，and breast milk. Archives of Disease in Childhood，60（8）：756-759.

[37] Ott W R. 1982. Concepts of human exposure to air pollution. Environment International，7：179-196.

[38] Pant N，Upadhyay G，Pandey S，et al. 2003. Lead and cadmium concen-tration in the seminalplasma of men in the general population：corre-lation with sperm quality. Reprod Toxicol，17（4）：447-450.

[39] Paustenbach D J. 2000. The practice of exposure assessment：a state-of-the-art review. Journal of Toxicology and Environmental Health Part B：Critical Reviews，3（3）：179-291.

[40] Peglia D E，Valentine W N，Brockway R. 1984. Identification of thymidinenucleotidase and deoxyribonucleotidase activities among normal isozymes of 5' nucleotidasein human erythrocyte. Proc Natl Acad Sci USA，81：588-592.

[41] Poreba R，Gac P，Poreba M，et al. 2010. Relationship between chronic exposure to lead，cadmium and man ganese，blood pressure values and incidence of arterial hypertension. Medycyna Pracy，61（1）：5-14.

[42] Pounds J G，Long G J，Rosen J F. 1991. CeUular and molecular toxicity of lead in bone. Environ Health Prospect，91：17-32.

[43] Raaschou-Nielsen O，Hertel O，Vignati E，et al. 2000. An air pollution model for use in epidemiological studies：evaluation with measured levels of nitrogen dioxide and benzene. Journal of Exposure Analysis & Environmental Epidemiology，10（1）.

[44] Riveros-Rosas H，Pfeifer G D，Lynam D R，et al. 1997. Personal exposure to elements in Mexico City air. Science of the Total Environment，198（1）：79-96.

[45] Rosen J F, Chesney R W, Hamstra A, et al. 1980. Reduction in 1, 25-dihydroxyvitamin D in children with increased lead absorption. New England journal of medicine, 302 (20): 1128-1131.

[46] Sakai T, Morita Y. 1996. δ-aminolevulinic acid in plasmaor whole blood as asensitive indicator of lead effect, and its relation to the other heme-related parameters. Int Arch Occup Environ Health, 68: 126-132.

[47] Sakai T, Araki T, Ushio Y. 1990. Accumulation of erythrocyte nucleotides and their pattern in lead workers. Arch. Environ. Health, 45: 273-277.

[48] Sakai T, Morita Y, Takeuchi Y. 1996. Relationship between lead exposure and genetic polymorphism of delta-animal evulinicacid dehydratase. Porphyrins, 5: 233-236.

[49] Sakai T, Niinuma Y, Yanagihara S, et al. 1983. Liquid-chroma tographic separation and determination of corproporphyrins Iand inurine. Clin Chem, 29: 350-353.

[50] Sakai T, Yanagihara S, Kunug Y, et al. 1983. Mechanisms of ALA-Dinhibition by lead and of its restoration by zincand dithiothreitol. Br JIndMed, 40: 61-66.

[51] Schlenker T L, Fritz C J, Mark D, et al. 1994. Screening for pediatric lead poisoning: comparability of simultaneously drawn capillary and venous blood samples. JAMA, 271 (17): 1346-1348.

[52] Schonfeld D J, Cullen M R, Rainey P M, et al. 1994. Screening for lead poisoning in an urban pediatric clinic using samples obtained by finger stick. Pediatrics, 94 (2): 174-179.

[53] Shaw B P, Panigrahi A K. 1986. Uptake and tissue distribution of mercury in some plant species collected from a contaminated area in India: Its ecological implications. Archives of Environmental Contamination and Toxicology, 15 (4): 439-446.

[54] Skov H, Lindskog A, Palmgren F, et al. 2001. An overview of commonly used methods for measuring benzene in ambient air. Atmospheric Environment, 35: S141-S148.

[55] Smith C M, DeLuea H F, Tanaka Y. 1981. Effect of lead ingestion on functions of vitamin D and its metabolites. J. Nutr., 111 (8): 1321-1329.

[56] Smolders R, Alimonti A, Cerna M, et al. 2010. Availability and comparability of human biomonitoring data across Europe: a case-study on blood-lead levels. Science of the Total Environment, 408 (6): 1437-1445.

[57] Teijon C, Olmo R, Blanco M D. 2003. Effects of lead administration at low doses by different routes on rat spleens, Study of response of splenic lymphocytes and tissue lysozyme. Toxicology, 191: 245-258.

[58] USEPA. 2002. Child-specific Exposure Factors Handbook (Internal Report).

[59] USEPA. 2008. Special report on lead pollution 2006. http: //www.epa.gov/air/airtrends/ lead.html. (accessed August 5, 2008).

[60] USEPA. 1994. Guidence manual for the integrated exposure uptake biokinetic model for lead in children. Washington DC: Office of Solid Waste and Emergency Response.

[61] WHO. 1997. Environmental criteria of lead. WHO, Geneva.

[62] Yoram Finkelstein, Markowitz M E, Rosen J F. 1998. Low-level lead-inuced neurotoxicity in children: an update central nervous system effets. Brain Research Reviews, 27: 168-176.

[63] Zawadzki M，Poreba R，Gac P.2006. Mechanisms and toxiceffects of lead on the cardiovascular system. Med. Pr. 57：543-549.

[64] Zheljazkov V D，Nielsen N E. 1996. Effect of heavy metals on peppermint and corn mint. Plant and Soil，178：59-66.

[65] 白志鹏，贾纯荣，王宗爽，等. 2002. 人体对室内外空气污染物的暴露量与潜在剂量的关系. 环境与健康杂志，19（6）：425-428.

[66] 蔡同建，姚婷，陈景元，等. 2011. 铅中毒的暴露生物标志物. 现代生物医学进展，23（23）：4758-4760.

[67] 崔金山，王薛君，张玉敏，等. 1995. 锰电焊工人某些内分泌功能研究. 卫生研究，S1.

[68] 郝汉舟，陈同斌，吴基良，等. 2012. 武汉市儿童多途径铅暴露风险评估. 环境科学，33（6）：2075-2082.

[69] 胡刚，王祖兵，吴立斌，等. 2002. 乡镇废旧蓄电池回收对环境和儿童血铅的影响. 中国公共卫生，18（12）：1446-1448.

[70] 李国玉，张巧. 1999. 铅对男性生殖功能影响的研究. 河南预防医学杂志，10（3）：156-157.

[71] 李容汉，邱亿腾，罗先琼. 2006. 学龄前儿童血铅水平与体液免疫关系分析. 华南预防医学，32（3）：50-51.

[72] 李显芳，刘咸德，李冰，等. 2006. 北京大气 $PM_{2.5}$ 中铅的同位素测定和来源研究.环境科学，27（3）：401-407.

[73] 林均材. 生物化学. 沈阳：辽宁科学技术出版社，1993：297.

[74] 刘建安，静进，易欢琼，等. 2000. 被动吸烟与幼儿血铅水平关系的研究. 中国公共卫生，11：13-14.

[75] 任慧敏，王金达，王国平，等. 2005. 沈阳市土壤铅对儿童血铅的影响. 环境科学，26（6）：153-158.

[76] 任军慧，朱伟杰. 2005. 铅离子对雄（男）性生殖系统的毒性影响. 生殖与避孕，25（2）：107-110.

[77] 沈晓明，周建德，高晓岚. 1994. 微量血无火焰原子吸收光谱法血铅测定. 微量元素与健康研究，（4）：43-44.

[78] 宋华琴，郑星泉，庄丽. 1993. 学龄前儿童铅、镉总接触量及健康影响—WHO/UNEP 人体接触量评价（HEAL）报告.卫生研究，22（增刊4）：1.

[79] 吴鹏章，张晓山，牟玉静. 2003. 室内外空气污染暴露评价. 上海环境科学，22（8）：573-579.

[80] 徐龙. 2005. 儿童铅中毒防治手册. 北京：人民军医出版社.

[81] 杨平，徐灵玲，杨明学，等. 2012. 隆昌县铅中毒儿童血铅水平检测结果分析. 现代预防医学，39（3）：22-25.

[82] 叶萍，刘筱娴，柯富荣，等. 2001. 脐血铅胎粪铅含量与新生儿神经行为发育的关系. 中国预防医学杂志，35（4）：255-257.

[83] 郑路，常江. 1989. 合肥市菜园蔬菜和土壤的铅污染调查. 环境污染与防治，115：33-37.

[84] 郑星泉，庄丽. 1993. 北京市成年女性铅镉总接触量的研究—人体接触评价预试验报告.卫生研究，22（增刊4）：20.

[85] 中华人民共和国环境保护部. 2009 年中国环境状况公报［EB/OL］. http：//www.mep. gov. cn/gzfw/xzzx/wdxz/201006/P020100603551633387739.

第四章　铅的健康风险评价

4.1　环境健康风险评价方法简介

4.1.1　环境健康风险

　　环境风险是指由人类活动引起，或由人类活动与自然界的运动过程共同作用造成的，通过环境介质传播的，能对人类社会及其生存、发展的基础——环境产生破坏、损失乃至毁灭性作用等不利后果的事件的发生概率。环境风险广泛存在于人类各种活动中，根据不同的分类原则，有不同的环境风险类型。

　　环境污染物对人体健康的影响是以空气、水、土壤等各种环境介质作为载体，人体通过呼吸、饮食和皮肤等过程接触到这些污染物后，经过吸收和代谢等在体内产生了一定的暴露剂量，从而对健康产生一定的效应。图 4-1 是污染物源对人体健康产生健康效应的全过程。

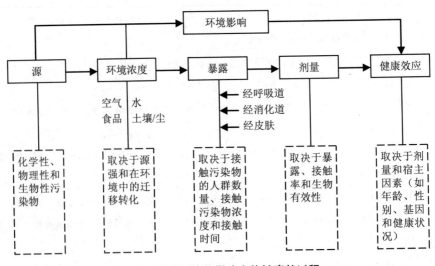

图 4-1　环境污染物影响人体健康的过程

4.1.2 环境健康风险评价的基本步骤

健康风险评价可以在已知暴露条件下，预计可能产生的健康效应类型的特征；估计这些健康效应发生的概率；估计具有这些健康效应的人数，以及在空气、水、食品中某种有毒物质可接受的建议值。健康风险评价对环境保护、轻化工产品、农药、医学管理、食品监督及职业安全等有着极重要的意义。

风险评价的过程和结果都是建立在数据的基础之上。在进行风险评价时，基础信息的完整性、准确性和一致性，直接决定了风险评价结果的可靠性。风险评估的过程主要由三个要素组成。第一是污染物的毒性，即环境污染物的危害性，包括致癌、致畸、致突变的"三致"效应，也包括生殖毒性、发育毒性等，常用"剂量—反应关系系数"来表示；第二是污染物的环境浓度，包括环境污染物在各种介质中的浓度、分布、迁移转化和归趋行为等；第三是人体暴露参数，即人体经呼吸、经口、经皮肤暴露于外界物质的量和速率，以及人体特征（如体重、寿命等），是评价人体暴露外界物质剂量的重要因子。

1983 年美国国家科学院出版的红皮书《联邦政府的风险评价：管理程序》，提出风险评价"四步法"，即危害识别、剂量—效应关系评价、暴露评价和风险表征。这成为环境风险评价的指导性文件，目前已被荷兰、法国、日本、中国等许多国家和国际组织所采用。从 1989 年起，风险评价的科学体系基本形成，并处于不断发展和完善的阶段。

环境健康风险评价的基本步骤包括：危害识别、剂量—反应关系评价、暴露评价和风险表征。

（1）危害识别

主要是判定某种污染物对人体健康或生态系统产生的危害，并确定危害的后果。危害鉴定是风险评价的第一步，是对污染物进行的定性评价。一般鉴定评价的方法有流行病学调查、动物实验和体外实验等。

（2）剂量—反应关系评价

所谓剂量—反应关系评价是通过人群研究或动物实验的资料确定适合于人的剂量反应曲线，并由此求出为评价危险人群在给定暴露剂量下的危险度的基准值。剂量—反应关系评价是对有害因子暴露水平与暴露人群或生态系统中的种群、群落等出现不良效应发生率间的关系进行定量估算的过程，它主要研究毒效应与剂量之间的定量关系，能对风险评价中的风险表征进行定量化。

（3）暴露评价

重点研究人体（或其他生物）暴露于某种化学物质或物理因子条件下，对暴露量的大小、暴露频度、暴露的持续时间和暴露途径等进行测量、估算或预测的过程。暴露评价应考虑过去、当前和将来的暴露情况。在进行暴露评估时，应对暴露人群的数量、性别、年龄分布、居住地域分布、活动状况、人群的暴露方式（一种或多种）、暴露量、暴露时间、暴露频度以及所有能估计到的不确定因素等情况进行描述。

（4）风险表征

风险表征是风险评价的最后一个环节，在对综合前面的资料和分析结果的基础上，确定有害结果发生的概率、可接受的风险水平及评价结果的不确定性等。风险表征也是连接风险评价和风险管理的桥梁，为风险管理者提供详细而准确的风险评价结果，为风险决策和采取必要的防范和减缓风险发生的措施提供科学依据。

4.1.3 环境健康评价的计算过程

环境健康风险评价可分为致癌物风险评价（无阈污染物健康风险评价）和非致癌物风险评价（有阈污染物健康风险评价）两类。致癌物的剂量—反应关系没有阈值，使用线性多阶段模型；非致癌物的剂量—反应关系是有阈值的。通常在开展健康风险评价之前，先通过污染物的毒理学数据资料确定其阈别（有阈或无阈），然后再进行评价。

4.1.3.1 非致癌物风险评价

非致癌污染物的健康风险评价是对污染物的人体暴露剂量进行准确定量后，再与污染物的参考剂量进行比较的过程，其计算见式（4-1）。其中，RfD 为环境污染物在某种暴露途径下，当人群健康风险为 10^{-6} 时的参考剂量。

$$R = \frac{ADD}{RfD} \times 10^{-6} \tag{4-1}$$

式中，R —— 人体暴露某污染物的健康风险；

$\quad ADD$ —— 污染物的日均暴露剂量，计算公式见第三章所述；

$\quad RfD$ —— 某种污染物在某种暴露途径下的参考剂量，mg/（kg·d）；

$\quad 10^{-6}$ —— 与 RfD 相对应的假设可接受的风险水平。

多种致癌污染物经同一暴露途径的综合健康风险可用危害指数法（HI）定量，采用公式（4-2）计算。

$$HI = \sum_{i=1}^{n} \frac{ADD_n}{RfD_n} \tag{4-2}$$

式中，HI —— 非致癌污染物的危害指数；

$\quad RfD_n$ —— 各污染物的参考剂量，mg/（kg·d）；

$\quad ADD_n$ —— 各污染物的日均暴露剂量，mg/（kg·d），见第三章所述。

当考虑多种非致癌污染物的多种暴露途径时，综合的健康风险度可采用公式（4-3）计算。

$$R_{ij} = \frac{ADD_{ij}}{RfD_{ij}} \tag{4-3}$$

式中，R_{ij} —— 非致癌污染物 i 经暴露途径 j 引起的健康危害的终身风险；

$\quad ADD_{ij}$ —— 非致癌污染物 i 经过暴露途径 j 的日均暴露剂量，mg/（kg·d），见第三章公式；

RfD_{ij} —— 非致癌污染物 i 经过暴露途径 j 的参考剂量，mg/（kg·d）。

4.1.3.2　致癌污染物健康风险评价

致癌污染物是已知或假设其作用是无阈的，即大于零的任何剂量都可以诱导出致癌反应的污染物。环境中致癌污染物的浓度较低，通常低于实验室毒理学试剂剂量，因此，这里计算致癌性化学物质风险采用线性多阶段外推模型，即公式（4-4）。

$$R = q_{(人)} \times ADD \text{ 或 } R = Q \times ADD \tag{4-4}$$

式中，R —— 70 年暴露的终生超额致癌风险；

　　　ADD —— 污染物的日均暴露剂量，mg/（kg·d）；

　　　$q_{(人)}$ —— 由动物推算出来的人的致癌强度系数，[mg/（kg·d）]$^{-1}$；

　　　Q —— 以人群资料估算人的致癌强度系数，[mg/（kg·d）]$^{-1}$。

在上述计算健康风险的基础上，可以计算暴露致癌污染物的人均年超额风险水平和人群超额病例数，分别见公式（4-5）和公式（4-6）。

$$R_{py} = R / 70 \tag{4-5}$$

$$EC = R_{py} \times AG / 70 \times \sum P_n \tag{4-6}$$

式中，R_{py} —— 人均年超额风险；

　　　R —— 70 年暴露的终生超额致癌风险；

　　　EC —— 人群超额病例数；

　　　AG —— 标准人群的平均年龄；

　　　P_n —— 平均年龄 n 的年龄组人数。

4.2　铅的危害识别

危害识别是健康风险评估第一个步骤，国际食品法典委员会（CAC）将其定义为确定环境或介质中可能存在的对人体健康造成不良影响的生物性、化学性或物理性因素的过程。危害因素的种类繁多，在启动风险评估程序前，首先要经过筛选，以确定需要评估或优先评估的危害因素。

在对化学性危害因素进行危害识别时，需要了解待评估化学物的基本信息，包括化学结构、理化性质等，还要收集该化学物质的毒性资料。例如，在对饮用水中铅污染问题进行评估，不仅需要了解饮用水中铅的含量，还需要了解整个膳食中铅的总含量是否对人体造成危害。一是获得饮用水中铅的含量和其他介质中的铅含量；二是了解铅对人体可能造成的健康危害等毒理学资料。

4.2.1 基本信息

对铅进行危害识别时，了解铅的基本信息非常重要，包括其结构、组分（包括同位素等）、理化性质（分子式、分子量、密度、熔点、溶解度等）、实验室分析方法等。

4.2.2 毒性资料

毒性资料可通过查询毒理学相关文献、数据库等途径获得，如美国环保局毒物释放目录（TRI）数据库、日本既存化学物毒性数据库、粮农/世卫组织/食品添加剂专家联合委员会（JECFA）的食品添加剂数据库、国际毒性风险评估数据库等。毒性资料也可以通过实验室或科学研究获取。

（1）吸收、分布、代谢、排泄

实验初期研究物质的吸收、分布、代谢和排泄（ADME），有助于选择合适的实验动物种属和毒理学试验剂量。受试动物和人在 ADME 方面的任何定性或定量差异，都可能会为识别暴露造成的危害提供重要信息。

（2）动物试验

与体外试验相比，动物试验能提供更为全面的毒理学数据，因此危害识别中绝大多数毒理学资料主要来自动物试验。动物试验可以提供以下几个方面的信息：一是毒物的吸收、分布、代谢和排泄情况；二是确定毒性效应指标、阈值剂量或未观察到有害作用的剂量等；三是探讨毒性作用机制和影响因素；四是化学物的相互作用；五是代谢途径活性代谢物以及参与代谢的酶等；六是慢性毒性发生的可能性及其靶器官。常用于危害识别的动物试验主要包括急性毒性试验、重复给药毒性试验、生殖发育毒性试验、神经毒性试验、遗传毒性试验、致癌性等。

（3）体外试验

体外毒理学试验主要用于毒性筛选，提供更全面的毒理学资料，也可用于局部组织或靶器官的特异毒效应研究。体外试验主要的方法包括：急性毒性试验替代方法、遗传毒性/致突变实验体外方法、重复剂量染毒实验体外方法、致癌性试验体外方法、生殖发育毒性实验体外方法等。

（4）流行病学资料

流行病学调查所得的人体毒性资料对于铅等重金属污染物的危害识别十分重要，是危害识别最有价值的资料。人群流行病调查的研究终点包括安全或耐受检测、受试物的代谢或毒代动力学、作用模式、动物试验中确认的潜在效应标志物、意外暴露污染物引起的不良健康效应等。

（5）定量构效关系

构效关系即结构—活性关系，即化学物的生物学活性与其结构和官能团有关。当利用已知的结构类似化学同系物的资料或用确定的靶点资料来预测化学物活性时，该方法十分有效。如果能同时预测化学物的人体摄入量，将有助于确定毒理学试验的设计方案。

4.3 铅的剂量—反应关系

　　环境污染物对人体危害的程度，主要取决于污染物进入人体的剂量。环境污染物进入机体的剂量，一般用机体的吸收量来表示，单位常用每千克体重的毫克数表示。吸收量不同于摄入量。摄入量是经呼吸道、消化道或皮肤进入机体的环境污染物的数量；吸收量是进入机体的污染物通过细胞膜进入血液的数量。污染物对机体所起的毒性作用主要取决于机体对污染物的吸收量。

　　大多数的剂量—反应关系曲线呈 S 形，剂量开始增加时，反应变化不明显，随着剂量的继续增加，反应趋于明显，到一定程度后，反应变化又不明显。如将反应率换算成儿率单位，剂量换算成对数值，剂量—反应关系曲线即成直线。此外，有少数的剂量—反应关系表现为直线或抛物线。对机体产生不良或有害生物学变化的最小剂量称为阈剂量。低于阈剂量，没有观察到对机体产生不良效应的最大剂量称为无作用剂量。阈剂量或无作用剂量是制定卫生标准和环境质量标准的主要依据。

4.3.1 铅的剂量

　　环境中铅的浓度是接触量，可代表外环境的铅量，但不能代表体内的剂量。由于铅的临界器官，如神经系统、骨髓、肾等的浓度不易测定，目前多用血铅代替铅的剂量。血铅主要反映近期人体铅接触、吸收、分布、代谢和排泄的动态平衡。WHO（1977）专家认为，血铅虽然不能作为个人接触量或剂量的可靠性指标，但对评价人群接触是具有代表性的流行病学指标。

　　美国对儿童铅中毒的定义，并不表示临床意义上的铅中毒，而是表示儿童体内铅负荷已经处于有损于自身健康的危险水平，是一种亚临床状态。1991 年美国疾病预防控制中心（CDC）将儿童血铅水平（PbB）100 μg/L（即 10 μg/dl 或 0.483 μmol/L）制定为社会干预水平，同时作为儿童铅中毒的诊断标准。儿童 PbB≥100 μg/L 作为儿童铅中毒诊断标准已被 30 多个国家接受认可（包括我国）。根据儿童 PbB 水平可将儿童铅中毒分为 5 级，分别是：Ⅰ级：PbB＜100 μg/L，属相对安全水平；Ⅱ级：100 μg/L≤PbB＜200 μg/L，无症状性铅中毒或轻度铅中毒；Ⅲ级：200 μg/L≤PbB＜450 μg/L，属中度铅中毒；Ⅳ级：450 μg/L≤PbB＜700 μg/L，属重度铅中毒；Ⅴ级：PbB＞700 μg/L，属极重度铅中毒（赵劲松，2003）。

4.3.2 铅的效应

（1）儿童

　　铅是有毒的重金属，在人体内无任何生理功能，理想的血铅水平应该为零。血铅在低暴露水平（＜100 μg/L），在尚不足以引发特异性临床中毒症状的情况下，已能对儿童智力发育、体格生长、学习能力、听力和视力等产生不良影响。儿童铅中毒的发展是一个缓慢和渐进的过程，一旦出现症状，血铅水平往往已较高，铅毒性作用也难以逆转。儿童长期暴露于低浓度铅环境，可对大脑造成损伤，引起儿童智商下降和持久的学习记忆与行为障碍（Needleman，1996；Burns，1999）。国内外大量研究表明，婴幼儿和儿童的血铅水平与智商（IQ 值）显著相关，且成反比。WHO1994 年报告显示：儿童血铅水平为 140 μg/L 时，IQ 值降低 3～7 分。国际化学安全特别行动组分析了儿童血铅与智商的关系，血铅水平每增加 100 μg/L，IQ 值平均降低 1～3 分。吕京等报道 1～3 岁幼儿发育与环境低水平铅暴露有关，血铅每升高 100 μg/L，幼儿发育商平均下降 3～4 分（吴善绮，2001）。美国辛辛那提医学中心儿童医院的 Bruel 医师在 2001 年 4 月的美国儿科学学会上提出报告，在对 276 名 6 个月以下儿童进行血铅检验时发现，血铅浓度第一次增高 10 μg/dl 时其智商平均下降 11.7%；如果血铅浓度持续在 10 μg/dl 以上，则智商会持续下降。

（2）职业人群

对职业人群而言，经呼吸途径暴露空气中的含铅污染物是其主要的暴露途径。生产环境中，通过呼吸道进入机体的铅主要与红细胞结合，少量存在于血浆中，并在骨骼中蓄积（梁有信，2001）。

许辉强（2003）对某蓄电池厂从事涂片、裁片和铸铅作业工人的职业暴露情况进行研究表明，主诉有头晕乏力、记忆力下降、食欲不振、恶心、腹痛等症状者，接触组有 69 名（54.3%），对照组有 8 名（17.8%），两组差异有显著性（x^2=17.95，P=0.005）。接触组与对照组工人的血铅含量差异非常显著，说明血铅含量与空气浓度存在剂量—反应关系，与王世俊的报道相符（王世俊，1983）。血铅值随着暴露空气中铅浓度的上升而增加，差异非常显著（F=106.85，P＜0.01）。相关分析表明，空气中铅浓度与血铅呈高度相关（r=0.720 9，P＜0.01）。血铅与接触铅工龄的关系表明，与对照组相比较，接触铅工龄＜1 年组工人的血铅值已明显升高，约为对照组的 3.5 倍，随着工龄的增长，血铅值呈上升趋势。

4.4　铅健康风险评价中常用的暴露参数

暴露参数（Exposure Factor）是用来描述人体经呼吸道、经消化道和经皮肤暴露环境污染物的行为和特征的参数，是决定人体对环境污染物的暴露剂量和健康风险的关键参数。

4.4.1　暴露参数的简介

美国是世界上最早开展暴露参数研究，并发布暴露参数数据库和手册的国家。美国环境保护局在基于大量的人群时间活动模式等研究以及一些全国性大规模调查所获数据的基础上，于 1989 年出版了第一版《暴露参数手册》，成为美国环保局进行健康风险评价和风险管理研究的主要工具之一。后又于 1997 年在进一步补充和完善的基础上发布了最新的《暴露参数手册》(Exposure Factor Handbooks),详细规定了不同人群呼吸、饮食、饮水和皮肤接触的各种参数,给出了各参数在不同情况下的均值、中位值、最大值、最小值和范围值,并提出了在各种情况和需求下暴露参数选用原则的建议。基本框架如图 4-2 所示。

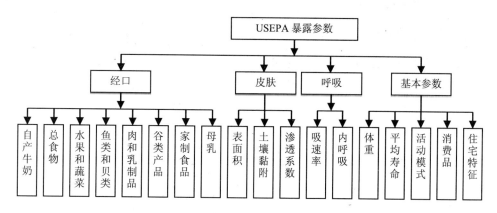

图 4-2　USEPA 暴露参数手册的框架

针对该暴露参数手册,USEPA 于 2009 年进行了更新。并针对儿童这一特殊人群,于 2008 年 9 月正式发布《儿童暴露参数手册》(Child-Specific Exposure Factors Handbook),为美国的环境健康科研和管理工作者提供了很好的参考,在推行基于风险管理和风险决策的制度中发挥了重要的作用。此外,暴露参数手册自发布后也成为世界各国进行健康风险评价的科研和管理人员广泛引用的依据,尤其是暴露参数手册的框架,成为世界各国制定适合各自国家特色的暴露参数手册的参考。继美国之后,韩国、日本及欧洲等国家相继发布适合本国人群实际暴露特征的暴露参数,包括人体特征参数(体重、平均寿命、表面积等)、经口暴露参数、皮肤暴露参数、时间活动模式等。

当前,我国尚未发布暴露参数手册,在环境健康风险评价中往往参考美国等国家的暴露参数。然而,由于人种、生活习惯等的不同,国外的暴露参数不能较好地代表我国居民的暴露特征和行为,给健康风险评价结果造成较大的误差,从而影响环境风险管理和风险决策的有效性和科学性。以体重为例,我国成年男性平均体重为 62.7 kg,成年女性平均为 54.4 kg。美国成年男性为 80 kg,成年女性为 67 kg。而依据 ICRP 公布的"标准人"的数据,成年男性为 70 kg,成年女性为 58 kg(WHO 推荐男女平均为 60 kg)。在研究我国居民的人体暴露风险时,若引用美国的数据,就体重而言将造成 5%~20%的偏差,不确定性增大。

尽管我国目前尚未发布暴露参数手册,但基于前期开展的一些大规模的调查,在暴露参数方面有一些可以参考的信息。我国卫生部、国家体育总局、国家统计局的很多资料和信息都可以在不同层面予以借鉴,为我国暴露参数的发布奠定了数据基础,从中可以获取食物摄入率等参数。但是,这些调查结果远不足以支持发布我国的暴露参数手册,尤其是在时间—活动模式方面，还有比较大的数据差距。由于我国是一个地域宽广、民族多元、人口众多的国家，人群的暴露参数因地区和民族会有较大的差异。因此，在对我国居民开展健康风险评价时，应尽量使用基于我国人群调查获取的相关暴露参数。

4.4.2   健康风险评价中的暴露参数

进行铅的暴露评价和环境健康风险评价时，除了需要获取饮用水、空气、食物等环境介质中含铅污染物的浓度以外，污染物的摄入量参数、时间活动模式参数、体重及期望寿命等都是重要的参数，能直接决定着暴露评价和环境健康风险评价过程中的准确性。

根据人体暴露于环境介质的主要暴露途径，暴露参数可以分为以下 6 类（表 4-1）：

表 4-1   健康风险评价中的暴露参数

序号	类别	暴露参数的类型		
		摄入率	行为活动模式	其他
1	呼吸暴露参数	长期呼吸速率（m³/d） 短期呼吸速率（m³/min），不同运动状态	室内外停留时间（min/d）；不同户外活动场所的时间（min/d），沙堆、草地、土地等；室内不同房间的停留时间	在现居住地的时间（a）；从事本职业的时间（a）；职业流动性（a）
2	饮水暴露参数	饮水摄入率[ml/(kg·d)] 游泳过程的吞水量（ml/次或 mL/h）	不同饮水类型的频率 游泳频率（min/月或次/月）	
3	饮食暴露参数	水果和蔬菜摄入率[g/(kg·d)] 肉和蛋禽类摄入率[g/(kg·d)] 鱼和海鲜摄入率[g/(kg·d)] 谷物类摄入率[g/(kg·d)] 家产类摄入率[g/(kg·d)] 总食物摄入率[g/(kg·d)]		
4	土壤暴露参数	土壤/尘摄入率（mg/d）	手口接触频率（次/h）和暴露持续时间（min/h）	
5	皮肤暴露参数	（1）土壤/尘皮肤黏附系数（mg/cm³） （2）水的皮肤渗透系数（cm/h）	洗浴（盆浴和淋浴）时间（min/d）；游泳时间（min/月）	皮肤表面积（m²）；皮肤暴露面积（m²）
6	基本暴露参数			体重（kg） 寿命（岁）

（1）经呼吸道的暴露参数：包括长期呼吸速率（m³/d）、短期呼吸速率（m³/min）、室内外停留时间（min/d）、体重（kg）等。

（2）经消化道的暴露参数：包括饮食摄入率[g/(kg·d)]、饮水摄入率（L/d）、体重（kg）等。

（3）经皮肤的暴露参数：包括皮肤表面积（m²）、皮肤接触水的频率、体重（kg）等。

4.4.3　我国人群相关暴露参数

4.4.3.1　呼吸暴露参数

经呼吸道的暴露参数包括长期呼吸速率（m³/d）、短期呼吸速率（m³/min）、室内外停留时间（min/d）、体重（kg）等。呼吸速率指在一定温度下，人在单位时间内吸收氧或释放二氧化碳的量，即每天消耗氧或释放二氧化碳的体积。短期呼吸速率按每分钟呼吸空气的体积（m³/min）计算，长期呼吸速率按照每天呼吸空气的体积（m³/d）计算。呼吸速率受年龄、性别、身体条件、生理状况和活动强度的影响。行为活动模式相关参数需要通过人群行为模式调查（NHAPS）来获取，呼吸速率参数的研究方法主要有直接测量法、心律—呼吸速率回归法和人体能量代谢估算法。

我国是一个多民族、地域宽广、地区经济发展不平衡且城乡差别较大的国家，暴露评价具有地区性。不同地区的人具有不同的行为活动模式，这决定了我国居民的呼吸速率除受年龄、性别影响外，还会随着民族、地区以及居住在城市和农村等因素的不同而可能存在较大差异（段小丽，2012）。

根据人体能量代谢估算模型计算呼吸速率，所采用的基础数据主要来源于我国曾经开展的全国范围内的大型调查、权威统计资料以及有关文献资料。这些文献资料包括：

（1）全国范围内的大型调查：2002年由卫生部、科学技术部与国家统计局在全国31个省（直辖市、自治区）开展的"中国居民营养与健康状况调查"；中国疾病预防控制中心于1959—2004年对黑龙江等9省（自治区）进行的膳食和营养状况的调查；《中国居民膳食结构与营养状况变迁的追踪研究》。

（2）统计资料：《中国统计年鉴》（卫生部，2012）和《中国卫生统计年鉴》（国家统计局，2012）。

（3）文献报道数据：以"暴露参数"、"呼吸速率"、"皮肤面积"、"活动模式"等关键词检索的1990—2008年中国期刊网上的文献资料。

各类人群的呼吸速率往往受年龄、性别、活动水平（如跑、走、漫步）等很多因素的影响。根据我国2004年各类人群每天摄入量的能量计算得到分年龄、性别、活动强度以及分地区的呼吸速率，见表4-2，为了便于比较，无论长期暴露还是短期暴露的呼吸速率，均折算为每天的立方米数（m³/d）。

由表4-2可知，随着年龄的增长，无论男性还是女性，长期暴露的呼吸速率呈现了先增大，在19～44岁阶段达到最大值13.9 m³/d，然后逐渐降低的趋势。同时，男性的呼吸速率并不都大于女性，在6岁以前，女性的呼吸速率大于男性，而6岁以后，男性大于女性11.6%～25.0%，而且在15～18岁时的差别最大。从人群各类活动水平的呼吸速率可以看出，男性和女性在重体力活动时的呼吸速率，分别比中等体力活动和轻体力活动的呼吸速率高5.7%和10.4%左右。

表 4-2　我国居民呼吸速率

长期暴露				短期暴露（20～45 岁）		
年龄/岁	男性		女性		活动强度	男性	女性
	样本数 n	平均值	样本数 n	平均值	轻体力活动	15.1	13.5
1～2	35	4.7	34	5.4	中等体力活动	15.8	14.1
3～5	168	5.9	124	6.4	重体力活动	16.7	14.9
6～8	161	9.1	155	8.1	城市和农村长期暴露		
9～11	193	10.6	171	9.5	年龄/岁	城市		农村	
12～14	206	12.2	239	10.6		样本数 n	平均值	样本数 n	平均值
15～18	239	13.5	163	10.8	2～5	28	606	234	5.7
19～44	2 130	13.9	2 261	11.8	6～17	165	11.8	850	10.5
45～64	1 874	13.7	1 995	11.8	18～44	596	12.6	2 234	13.1
≥65	686	11.8	787	10.2	≥45	941	11.7	2 603	12.6

4.4.3.2　经口摄入暴露参数

不同环境介质（水体、土壤/尘等）中重金属污染物可通过经口的途径进入人体。本小节将分别对土壤/尘、饮用水、食物介质中重金属污染物经口摄入暴露参数进行讨论。

（1）土壤/尘的经口摄入率参数

对于土壤/尘经口摄入率，当前的研究方法包括：元素示踪法、生物动力学模型对照法和问卷调查法。元素示踪法是通过分析土壤、尘土以及人体排泄物中各类元素的含量来确定人体对土壤的摄入率；生物动力学模型对照法是根据代谢物中有毒物质生物标志物的量，利用生物动力学模型推测经口等暴露途径暴露有毒物质的量；此外，早期研究中有些研究者使用问卷调查的形式获得受试者的土壤摄入率。

土壤/尘摄入，指消耗的土壤/尘。可能来自各种行为，包括（但不限于）吞食、接触沾有灰的手、食用掉在地上的食物，或者直接吞食土壤/尘。

土壤/尘异食行为：指重复性地摄入高于一般水平的土壤/尘（如 1 000～5 000 mg/d 或更多）。

食土行为：指故意摄入土壤/尘，一般与风俗习惯有关。

2006 年 6 月，中国疾病预防控制中心毒物的疾病控制处对土壤/尘摄入、土壤/尘异食行为，以及食土癖等概念进行了规定，以科学区分不同的摄入模式，各类摄入模式下人群土壤/尘摄入量见表 4-3。

（2）饮水经口摄入率参数

饮水摄入率是最主要的饮水暴露参数，包括直接摄入率（直接饮用水）和间接摄入率（如通过饮食、洗浴等过程的暴露）。其获得方法主要是通过问卷调查的形式对目标人群的饮水习惯进行调查和访问，然后对问卷数据进行分析，最终得到各类人群饮水率的信息。

表 4-3 不同行为人群土壤/尘土日均摄入率 单位：mg/d

年龄组	土壤/尘 [a]			尘土 [b]	土壤/尘+尘土
	普通人群	土壤/尘偏好者	食土行为	普通人群	普通人群
6～12月	30	—	—	30	60
1～6岁	50	1 000	50 000	60	100[c]
6～21岁	50	1 000	50 000	60	100[c]
成年人	50	—	50 000	—	—

注：—缺失值；a. 包括土壤/尘及源于室外的尘土；b. 源于室内的尘土；c. 总值为110，换算后为100。

目前，国内较大规模的居民饮水量的研究较少。关于我国居民饮水摄入率的调查主要有三项：

① 上海和北京两城市居民饮水摄入率调查

研究表明，北京和上海居民冬、夏两季的日均饮水摄入率分别为 2 200 ml/d、1 700 ml/d、2 000 ml/d 和 1 800 ml/d。无论是夏季还是冬季，两个城市男性饮水摄入率均高于女性；同时，对于不同年龄段的人群，也符合这种趋势（表 4-4）。

表 4-4 中国两城市居民饮水摄入率

	上海居民饮水摄入率/（ml/d）		北京居民饮水摄入率/（ml/d）	
	夏季	冬季	夏季	冬季
男	2 100	2 000	1 800	2 300
女	1 900	1 600	1 600	2 100
老年男	2 200	2 100	1 800	3 100
老年女	2 000	1 700	1 700	3 200
中年男	2 100	2 100	1 900	2 500
中年女	2 000	1 600	1 800	2 100
中年男（室内工作）	2 100	2 100	1 700	2 900
中年女（室内工作）	1 900	1 600	1 800	2 300
中年男（室外工作）	2 100	2 000	2 700	2 300
中年女（室外工作）	2 000	1 300	1 800	1 500
青年男	1 700	1 600	1 500	1 500
青年女	1 700	1 600	1 000	1 600

② 我国城市居民饮水摄入率调查

我国北京、上海、成都、广州四城市 18～60 岁成年居民夏季饮水摄入率见表 4-5、表 4-6。调查将饮水分为三类，包括：白水，即白开水、矿泉水、矿物质水、纯（净）化水等；茶水，即冲泡的绿茶、半发酵茶、发酵茶等；饮料，即茶饮料、碳酸饮料、果蔬饮料、蛋白饮料（牛奶、酸奶、含乳饮料、豆浆等）、特殊功能饮料、固体饮料、咖啡饮料等。饮水量是白水、茶水和饮料的饮用量之和。

表 4-5   各城市受试者夏季日均饮水摄入率   单位：ml/d

城市名称	男			女			合计		
	城区	农村	合计	城区	农村	合计	城区	农村	合计
北京	1 686	1 893	1 744	1 516	1 400	1 474	1 579	1 583	1 579
上海	1 804	2 464	1 994	1 586	1 557	1 563	1 748	1 900	1 793
成都	1 381	1 114	1 257	1 309	870	1 043	1 339	959	1 150
广州	1 550	1 739	1 671	1 177	1 398	1 316	1 326	1 553	1 467
均值	1 636	1 739	1 679	1 425	1 293	1 370	1 514	1 466	1 488

表 4-6   各城市受试者夏季日均白水摄入率   单位：ml/d

城市名称	男			女			合计		
	城区	农村	合计	城区	农村	合计	城区	农村	合计
北京	963	1 200	775	726	1 036	814	709	1 069	814
上海	471	679	561	543	1 114	843	500	943	693
成都	630	800	714	679	543	611	664	678	671
广州	861	971	900	814	1 043	934	836	100	917
均值	671	871	757	710	943	800	693	914	786

③ 河南泌阳城乡居民饮水摄入率

段小丽等（2010）在河南泌阳地区开展了 2 500 人的调查，研究了不同年龄段不同性别人群涉水活动的频率及类型，并在一定程度上积累了我国暴露参数（主要是饮水摄入率）基本数值。本研究将结合前两项的研究与河南泌阳这一典型现场研究的结果，讨论饮水的经口暴露参数。

调查地点选择在河南省泌阳县，其位于河南省的中南部，南阳盆地东缘，辖区内水系分属于长江与淮河两大流域。全县人口 96 万人，其中农业人口 85.8 万人，城镇人口仅占 8.5%；全县以汉族为主，占 99.31%；全县居民以小麦面粉为主食，生活习惯较为一致，在该县选择 10 个乡镇的居民分别作为代表城市居民和农村居民的调查对象，调查收集的暴露参数在一定程度上可以反映我国居民的饮水经口暴露情况。居民日均总液体摄入率、直接饮水摄入率和间接饮水摄入率、城市和农村全年龄段居民饮水率见表 4-7～表 4-9。

表 4-7   泌阳地区居民日均总液体摄入率   单位：ml/d

类别	参数	0～5 岁	6～17 岁	18～44 岁	45～60 岁	60 岁以上	全年龄组
男 （n=1 175）	算术均值	1 079.7	2 105.3	3 261.7	3 508.9	2 941.8	2 852.8
	标准偏差	678.2	894.7	1 537.0	1 437.4	1 241.4	2 490.9
	中位值	987.9	1 957.4	2 656.8	3 250.1	2 836.7	1 493.0
	最大值	3 559.9	5 849.8	10 176.5	8 975.1	6 925.5	10 176.5
	最小值	48.0	320.8	412.8	1 407.3	106.9	48.0

类别	参数	0～5 岁	6～17 岁	18～44 岁	45～60 岁	60 岁以上	全年龄组
女 （n=1 156）	算术均值	1 010.5	2 042.4	2 951.2	3 096.0	2 385.1	2 586.4
	标准偏差	485.5	883.2	1 222.3	1 168.2	930.5	2 400.8
	中位值	985.7	1 917.4	2 591.3	2 906.2	2 258.9	1 226.9
	最大值	2 209.8	5 372.2	7 050.4	7 487.0	5 649.6	7 487.0
	最小值	50.0	406.6	45.0	509.7	100.0	45.0
全体 （n=2 331）	算术均值	1 045.7	2 074.6	3 108.5	3 293.6	2 668.0	2 720.5
	标准偏差	987.9	1 947.8	2 628.0	3 057.3	2 535.4	2 438.9
	中位值	590.7	888.8	1 398.6	1 318.6	1 132.2	1 373.5
	最大值	3 559.9	5 849.8	10 176.5	8 975.1	6 925.5	10 176.5
	最小值	48.0	320.8	45.0	509.7	100.0	45.0

表 4-8　泌阳地区居民直接饮水率和间接饮水率　　　单位：ml/d

年龄组	类别	男		女		全体	
		直接	间接	直接	间接	直接	间接
5 岁及以下	算术均值	437.3	691.1	451.9	593.5	444.4	642.6
	标准偏差	487.2	409.7	378.3	234.4	312.5	584.2
	中位值	300.0	608.2	400.0	571.3	436.5	336.8
	最大值	2 500.0	2 590.4	1 500.0	1 429.3	2 500.0	2 590.4
	最小值	0	17.8	0	44.3	0	17.8
6～17 岁	算术均值	744.5	1 358.0	763.0	1 279.4	753.5	1 319.7
	标准偏差	635.0	482.3	617.5	450.4	640.0	1 249.9
	中位值	640.0	1 300.5	680.0	1 228.8	626.0	468.2
	最大值	3 225.0	3 367.2	2 700.0	3 141.5	3 225.0	3 367.2
	最小值	0	179.7	0	237.2	0	179.7
18～44 岁	算术均值	1 273.2	1 983.5	1 096.1	1 850.7	1 185.8	1 918.0
	标准偏差	1 208.4	557.0	907.7	600.5	800.0	1 826.6
	中位值	800.0	1 872.1	800.0	1 764.1	1 073.7	582.4
	最大值	7 990.0	5 141.6	3 815.0	6 650.4	7 990.0	6 650.4
	最小值	0	412.8	0	45.0	0	45.0
45～60 岁	算术均值	1 362.6	2 146.3	1 155.5	1 943.9	1 254.4	2 036.1
	标准偏差	1 102.5	631.3	966.1	493.0	1 000.0	2 009.7
	中位值	1 050.0	2 152.4	805.0	1 944.0	1 037.3	572.5
	最大值	4 750.0	4 520.9	5 250.0	3 248.0	5 250.0	4 520.9
	最小值	0	619.0	0	59.7	0	59.7
60 岁以上	算术均值	1 158.7	1 783.1	805.4	1 593.0	984.9	1 690.0
	标准偏差	891.2	559.6	655.7	490.5	840.0	1 675.9
	中位值	1 045.0	1 734.3	735.0	1 523.5	802.4	534.4
	最大值	4 300.0	3 365.4	2 750.0	3 108.4	4 300.0	3 365.4
	最小值	0	35.4	0	612.8	0	35.4
全年龄组	算术均值	1 094.5	1 764.4	958.6	1 634.2	1 027.1	1 699.7
	标准偏差	1 051.2	673.5	837.2	637.0	953.3	658.7
	中位值	800..0	1 691.9	958.6	1 608.3	770.0	1 652.6
	最大值	7 990.0	5 141.6	5 250.0	6 650.4	7 990.0	6 650.4
	最小值	0	17.8	0	44.3	0	17.8

表 4-9 泌阳地区城市和农村全年龄段居民饮水率 单位：ml/d

性别	参数类别	总饮水		直接饮水		间接饮水	
		县城	农村	县城	农村	县城	农村
男	算术均值	2 376.2	2 896.5	907.6	1 111.7	1 459.3	1 792.7
	标准偏差	847.2	1 513.6	520.3	1 085.7	419.0	685.7
	中位值	2 324.8	2 521.0	840.0	780.0	1 465.7	1 739.0
	最大值	5 213.9	10 176.5	2 625.0	7 990.0	2 661.3	5 141.6
	最小值	633.4	48.0	0	0	490.9	17.8
女	算术均值	2 313.7	2 611.8	936.8	960.0	1 367.3	1 659.2
	标准偏差	909.5	1 249.7	596.6	856.5	442.7	646.8
	中位值	2 270.3	2 407.0	840.0	750.0	1 394.3	1 637.7
	最大值	6 223.0	7 487.0	2 975.0	5 250.0	3 248.0	6 650.4
	最小值	635.7	45.0	0	0	394.9	44.3

综合之前在全国部分地区开展的饮水摄入率的研究，取其平均值作为我国各年龄组居民及城乡居民的日均总饮水率（包括直接饮水和间接饮水），见表 4-10，这在一定程度上可以代表我国居民的水平。

表 4-10 各年龄段及城乡居民日均饮水摄入率 单位：ml/d

	男	女	全体
5 岁及以下	1 128.4	1 045.4	1 087
6～17 岁	2 102.5	2 042.4	2 073.2
18～44 岁	3 256.7	2 946.8	3 103.8
45～60 岁	3 508.9	3 099.4	3 290.5
60 岁以上	2 941.8	2 398.4	2 674.9
全年龄组	2 858.9	2 592.8	2 726.8
乡村	2 321.7	1 956.1	2 113.8
城镇	2 001.4	1 864.5	1 924.7

（3）食物的经口摄入率参数

日常饮食摄入食物的类型有很多种，包括主食、蔬菜、水果、奶制品、肉类等，为得到较为准确的暴露量，需要获得不同人群摄入不同种类的食物的频率及数量信息，以得到不同人群对各类食物的摄入率。不同人群各类食物的摄入率之和即为总的饮食摄入率。

饮食摄入率的有关资料主要来自全国性的大调查。通过全国性的健康和营养调查，全面考虑性别、地域、年龄人口比例等因素，对饮食摄入量进行实际调查统计；通过食物摄入率调查评估食品消费行为和饮食的营养组成，为饮食摄入率提供数据。综合我国全国范围内的营养与健康状况调查，本研究统计分析我国居民对不同种类食物的日均摄入量见表4-11。

表 4-11 我国居民对不同种类食物的摄入量

食物类型	合计	不同年龄段食物摄入量/（g/d）			食物类型	合计	不同年龄段食物摄入量/（g/d）		
		儿童	青少年	成年人			儿童	青少年	成年人
米及其制品	238.3	65.1	239.2	279.2	动物内脏	4.7	5.8	4.7	4.8
面及其制品	140.2	11.6	126.1	167.8	禽肉	13.9	40.5	5.5	14.9
其他谷类	23.6	16.3	12.8	16.8	奶及其制品	26.5	26.8	3	12.2
薯类	49.1	2.1	35.6	41.9	蛋及其制品	23.7	12.5	13.9	25.9
干豆类	4.2	5	5.2	5.8	鱼虾类	29.6	15.4	13.9	30.1
豆制品	11.8	44.8	10.9	13.7	植物油	32.9	3.4	13.5	31.8
深色蔬菜	90.8	101.5	79.8	92.3	动物油	8.7	3.2	8.8	6
浅色蔬菜	185.4	2.3	213.6	262.7	糕点类	9.2	1.6	2.3	6.4
腌菜	10.2	24.2	3.5	5.1	糖、淀粉	4.4	5	3.1	4.9
水果	45	0.6	32.7	25.6	食盐	12	4.4	10.1	9.8
坚果	3.8	30.5	2.1	3.1	酱油	8.9	0.2	7.7	9.3
猪肉	50.8	3	55.1	62.6	酱类	1.5	12.6	1.6	0.6
其他畜肉	9.2	2.1	9.1	10.8	其他	18	—	5.7	32.2

注：表中的儿童指 2~6 岁；青少年指 7~17 岁；成年人指 18~45 岁人群。

由此看出，我国儿童、青少年、成年人人均每天各类食物摄入总量分别为 440.5 g、919.5 g、1 176.3 g；我国居民饮食以米及其制品为主，平均占总饮食量的 22.6%，儿童、青少年和成年人分别达到 14.8%、26.0% 和 23.7%；面及其制品平均达到 13.3%，儿童、青少年和成年人分别达到 2.6%、13.7% 和 14.3%（王宗爽等，2009）。

4.4.3.3 皮肤摄入暴露参数

经皮肤途径的暴露在最近十年才得到认识并开始研究，尤其是对特定人群、特定类别的污染物。皮肤暴露和剂量密切相关，而且是同时发生的过程。皮肤暴露可能发生在不同的环境介质中，包括水、土壤、沉积物等。影响这些介质中化合物的皮肤暴露吸收剂量的暴露参数包括：皮肤体表面积、土壤—皮肤黏附系数、化合物—皮肤吸收系数，以及不同场景中的暴露频率、暴露持续时间等时间—活动相关参数。

USEPA 在计算暴露剂量时，采用如下计算公式：

$$DAD = （DA_{event} \times EV \times ED \times EF \times SA）/（BW \times AT） \tag{4-7}$$

皮肤暴露参数主要是化学物质的皮肤渗透系数[mg/（cm²·次）]和皮肤表面积（cm²）。皮肤渗透系数通常可以在一些工具书中查到，而皮肤表面积是最为关键的参数。皮肤表面积的确定方法基本上分为两类，一是直接测量法，二是根据身高和体重的估计法。身高和体重的估计法是通过大规模的皮肤表面积与体重和（或）身高通过蒙特卡罗等统计方法的一元或二元回归分析得到的。定量关系的模型主要见表 4-12。

表 4-12　皮肤表面积计算模型

序号	作者	模型	备注
1	Gehan 和 George（1970）	$SA=KW^2/31$	SA——皮肤面积，m^2； K——常数； W——体重，kg
2	DuBois 等（1916）	$SA=a_0H^{a_1}W^{a_2}$	a_0=0.007 182；a_1=0.725；a_2=0.425
3	Boyd（1935）	$SA=a_0H^{a_1}W^{a_2}$	a_0=0.017 87；a_1=0.5；a_2=0.483 8
4	Gehan 和 George（1970）	$SA=0.023\ 5H^{0.422\ 46}W^{0.514\ 56}$	
5	USEPA（1985）	$SA=0.023\ 9H^{0.417}W^{0.517}$	

依表 4-12 USEPA 皮肤表面积的计算方法为：

$$SA=0.023\ 9H^{0.417}\ W^{0.517} \tag{4-8}$$

式中，SA —— 皮肤面积，m^2；

$\quad\quad$ H —— 身高，cm；

$\quad\quad$ W —— 体重，kg。

日常生活中，各类人群在不同的时间活动模式下皮肤暴露的身体部位不同，例如，洗漱通常暴露手、面部，做饭、洗菜通常暴露的是手部皮肤，而游泳和洗浴则暴露的几乎是全身皮肤。在计算皮肤暴露风险时，应考虑各种活动模式下的环境接触介质，身体各部位皮肤的暴露面积等。

（1）水—皮肤暴露参数

水中单次暴露剂量 DA_{event} 可由公式（4-9）初步算得：

$$DA_{event}=K_p\times C_w\times t_{event} \tag{4-9}$$

式中，K_p —— 水中化合物的皮肤渗透系数，cm/h；

$\quad\quad$ C_w —— 水中化合物浓度，mg/cm^3；

$\quad\quad$ t_{event} —— 单次暴露事件（如洗澡、游泳、洗衣等）持续时间，h/次。

研究水体中重金属等污染物—皮肤暴露时，除了需要测量水中化合物浓度外，最重要的暴露参数包括：暴露于不同的皮肤体表面积 SA、水中化合物的皮肤渗透系数 K_p，以及 EV、EF、t_{event}、ED 等行为—活动模式参数。本研究通过资料收集，列出的一些暴露场景中的行为—活动模式参数推荐值见 4-13，通过间接或直接测得各种条件下人群的皮肤暴露参数后，根据相关模型计算出皮肤—化合物渗透率（K_p），其中已有的重金属铅、汞的水系化合物—皮肤渗透率分别为 4×10^{-6}cm/h、1×10^{-3}cm/h。

表 4-13 集中暴露及最大合理暴露场景中的水—皮肤暴露参数推荐值

暴露参数	单位	暴露场景			
		洗澡/沐浴		游泳	
日暴露	次/d	1		—	
年暴露频率（EF）	d/a	350		—	
		成人	儿童	成人	儿童
暴露时间（t_{event}）	h/次	0.25	0.33	—	—
暴露年数（ED）	a	9	6	9	6
暴露表面积（SA）	cm²	18 000	6 600	18 000	6 600

注：其中儿童指 6 岁以下人群。

（2）土壤—皮肤暴露参数

土壤接触是人群皮肤对重金属污染物暴露的一个重要途径。由于成人及儿童在皮肤表面积、体重，以及土壤黏附系数等方面存在着明显的差异，因此成人与儿童通常采用不同的土壤—皮肤暴露参数，即经年龄校正后的暴露参数（SFS_{adj}）。由公式（4-7）可知，暴露量等于暴露参数乘以化合物浓度。校正后的土壤—皮肤暴露参数（SFS_{adj}）值可由下式得出：

$$SFS_{adj}=(SA_{1\sim6})(AF_{1\sim6})(ED_{1\sim6})/BW_{1\sim6}+(SA_{7\sim31})(AF_{7\sim31})(ED_{7\sim31})/BW_{7\sim31} \quad (4\text{-}10)$$

式中，SFS_{adj} —— 经年龄校正后的暴露参数，mg·a/（kg·次）；

$AF_{1\sim6}$ —— 1～6 岁儿童土壤—皮肤黏附系数，mg/（cm²·次），推荐值为 0.2；

$AF_{7\sim31}$ —— 7～31 岁人群土壤—皮肤黏附系数，mg/（cm²·次），推荐值为 0.07；

$SA_{1\sim6}$ —— 1～6 岁儿童的皮肤表面积，cm²，推荐值为 2 800；

$SA_{7\sim31}$ —— 7～31 岁人群皮肤表面积，cm²，推荐值为 5 700；

$ED_{1\sim6}$ —— 1～6 岁儿童土壤—皮肤与暴露持续年数，a，推荐值为 6；

$ED_{7\sim31}$ —— 7～31 岁人群土壤—皮肤暴露持续年数，a，推荐值为 24；

$BW_{1\sim6}$ —— 1～6 岁儿童平均体重，kg，推荐值为 15 kg；

$BW_{7\sim31}$ —— 7～31 岁儿童平均体重，kg，推荐值为 70 kg。

通过收集文献及相关资料，不同人群身体各部位的尘土—皮肤黏附系数推荐值见表 4-14。

（3）皮肤暴露参数

在重金属等污染物的皮肤暴露风险评价中，皮肤表面积（SA）是一个非常重要的暴露参数。本研究通过分析总结前人的相关调查资料，收集整理了我国各年龄段人群及不同部位的皮肤表面积，见表 4-15～表 4-19。

表 4-14　尘土—皮肤黏附系数推荐值　　　　　　　　　　　　　单位：mg/cm^2

		脸	手臂	手	腿	脚	数据来源
儿童	居所内	—	0.004 1	0.011	0.003 5	0.010	Holmes，1999
	托儿所（室内和室外）	—	0.024	0.099	0.020	0.071	Holmes，1999
	室外运动	0.012	0.011	0.11	0.031	—	Kissel，1996
	室内运动	—	0.001 9	0.006 3	0.002 0	0.002 2	Kissel，1996
	涉土运动	0.054	0.046	0.17	0.051	0.20	Holmes，1999
	泥地玩耍	—	11	47	23	15	Kissel，1996
	湿土地	0.040	0.17	0.49	0.70	21	Shoaf，2005
成人	室外运动	0.031 4	0.087 2	0.133 6	0.122 3	—	Holmes，1999；Kissel，1996
	涉土活动	0.024	0.037 9	0.159 5	0.018 9	0.139 3	Holmes，1999；Kissel，1996
	建筑工地	0.098 2	0.185 9	0.276 3	0.066 0	—	Holmes，1999

表 4-15　我国居民的皮肤表面积　　　　　　　　　　　　　　单位：m^2

年龄	男	女	年龄	男	女	年龄	男	女
1 月	0.306	0.301	4 岁	0.715	0.698	18 岁	1.669	1.520
2 月	0.337	0.321	5 岁	0.772	0.756	19 岁	1.687	1.524
3 月	0.367	0.349	6 岁	0.832	0.811	20 岁	1.739	1.538
4 月	0.384	0.370	7 岁	0.901	0.869	30 岁	1.756	1.571
5 月	0.408	0.386	8 岁	0.961	0.938	40 岁	1.746	1.595
6 月	0.425	0.410	9 岁	1.029	1.004	50 岁	1.724	1.588
8 月	0.451	0.434	10 岁	1.101	1.089	60 岁	1.699	1.545
10 月	0.468	0.444	11 岁	1.180	1.176	70 岁	1.649	1.458
12 月	0.481	0.468	12 岁	1.255	1.262	80 岁	1.599	1.411
15 月	0.502	0.480	13 岁	1.347	1.350	<6 岁平均	0.516	0.499
18 月	0.526	0.506	14 岁	1.455	1.413	6~18 岁平均	0.931	0.904
21 月	0.550	0.529	15 岁	1.546	1.466	18~60 岁平均	1.720	1.556
2 岁	0.589	0.565	16 岁	1.604	1.500	>60 岁平均	1.649	1.480
3 岁	0.658	0.643	17 岁	1.635	1.515	成人平均	1.697	1.531

表 4-16　我国城镇、乡村居民的皮肤表面积　　　　　　　　　　单位：m^2

年龄	城男	城女	乡男	乡女	年龄	城男	城女	乡男	乡女
1 月~	0.304	0.303	0.307	0.299	12 岁~	1.307	1.311	1.202	1.212
2 月~	0.340	0.329	0.334	0.313	13 岁~	1.406	1.391	1.288	1.309
3 月~	0.372	0.357	0.361	0.341	14 岁~	1.498	1.445	1.411	1.380
4 月~	0.385	0.363	0.382	0.377	15 岁~	1.609	1.505	1.483	1.427
5 月~	0.413	0.391	0.402	0.381	16 岁~	1.642	1.528	1.566	1.471
6 月~	0.428	0.414	0.422	0.405	17 岁~	1.671	1.523	1.599	1.506

年龄	城男	城女	乡男	乡女	年龄	城男	城女	乡男	乡女
8 月~	0.455	0.437	0.446	0.430	18 岁~	1.706	1.524	1.631	1.515
10 月~	0.479	0.447	0.457	0.440	19 岁~	1.709	1.525	1.665	1.522
12 月~	0.490	0.474	0.472	0.462	20 岁~	1.772	1.550	1.706	1.526
15 月~	0.507	0.487	0.496	0.473	30 岁~	1.790	1.590	1.721	1.552
18 月~	0.536	0.516	0.515	0.496	40 岁~	1.791	1.622	1.700	1.567
21 月~	0.561	0.538	0.538	0.520	50 岁~	1.776	1.629	1.672	1.546
2 岁~	0.600	0.578	0.577	0.552	60 岁~	1.764	1.606	1.633	1.484
3 岁~	0.683	0.667	0.632	0.618	70 岁~	1.712	1.536	1.586	1.433
4 岁~	0.740	0.720	0.689	0.675	80 岁~	1.645	1.435	1.552	1.386
5 岁~	0.799	0.782	0.745	0.729	<6 岁	0.527	0.509	0.504	0.488
6 岁~	0.869	0.842	0.795	0.780	6~18 岁	0.969	0.939	0.892	0.868
7 岁~	0.938	0.902	0.863	0.836	18~60 岁	1.757	1.573	1.683	1.538
8 岁~	1.000	0.975	0.922	0.900	>60 岁	1.707	1.526	1.590	1.434
9 岁~	1.078	1.042	0.980	0.965	总体平均	0.653	0.633	0.614	0.598
10 岁~	1.157	1.140	1.044	1.037	成人平均	1.741	1.557	1.652	1.504
11 岁~	1.238	1.229	1.121	1.122					

表 4-17 我国成年人不同部位皮肤表面积　　　　　　　单位：m^2

部位		男总	城男	乡男	女总	城女	乡女
头		0.132	0.136	0.129	0.108	0.111	0.107
躯干		0.608	0.625	0.593	0.532	0.542	0.523
上肢	上肢合计	0.318	0.311	0.327	0.273	0.279	0.269
	手臂	0.239	0.233	0.245	0.214	0.218	0.211
	上臂	0.125	0.122	0.129	—	—	—
	前臂	0.100	0.097	0.103	—	—	—
	手	0.088	0.086	0.091	0.078	0.079	0.077
下肢	下肢	0.635	0.620	0.653	0.616	0.627	0.606
	腿	0.528	0.515	0.543	0.495	0.504	0.487
	大腿	0.312	0.304	0.320	0.298	0.304	0.293
	小腿	0.217	0.211	0.223	0.196	0.199	0.193
	脚	0.119	0.116	0.122	0.099	0.101	0.098
总面积		1.694	1.741	1.652	1.528	1.557	1.504

表 4-18　不同季节我国各年龄段城乡居民皮肤暴露面积　　　　单位：m²

年龄/岁	冬				春、秋				夏			
	城		乡		城		乡		城		乡	
	男	女	男	女	男	女	男	女	男	女	男	女
<6	0.026	0.025	0.025	0.024	0.053	0.051	0.050	0.049	0.132	0.127	0.126	0.122
6~18	0.048	0.047	0.045	0.043	0.097	0.094	0.089	0.087	0.242	0.235	0.223	0.217
18~60	0.088	0.079	0.084	0.077	0.176	0.157	0.168	0.154	0.439	0.393	0.421	0.385
>60	0.085	0.076	0.080	0.072	0.171	0.153	0.159	0.143	0.427	0.381	0.398	0.359

表 4-19　不同季节我国人群皮肤暴露面积　　　　单位：m²

季节	男性（20~80 岁）	女性（20~80 岁）	儿童（2~12 岁）
春秋	0.168	0.153	0.086
夏	0.422	0.382	0.216
冬	0.085	0.076	0.043

4.4.3.4　其他人群基本参数

体重和期望寿命是最基本的暴露参数，无论经呼吸、饮水、饮食，还是经皮肤的暴露评价，都需用到这两类参数。

（1）体重

体重是指身体所有器官重量的总和，会直接反映身体长期的热量平衡状态。体重主要受遗传因素、性别差异、人种差异、社会因素、生长因素和体力活动等因素的影响。本研究通过收集在国内开展的相关"中国居民营养与健康状况调查"、"膳食和营养状况调查"等调查资料，整理总结了我国居民的体重值，见表 4-20~表 4-22。

表 4-20　我国居民的体重

年龄	体重/kg		年龄	体重/kg		年龄	体重/kg	
	男	女		男	女		男	女
1 月	5.35	5.25	3 岁	15.15	14.6	16 岁	55.1	50.7
2 月	6.25	5.8	4 岁	16.9	16.25	17 岁	56.8	51.55
3 月	7	6.55	5 岁	18.7	18.05	18 岁	58.85	51.8
4 月	7.55	7.05	6 岁	20.8	19.9	19 岁	60	52.05
5 月	8.15	7.5	7 岁	23.25	21.9	20 岁	63.75	53.2
6 月	8.65	8.2	8 岁	25.55	24.45	30 岁	65.35	55.7

年龄	体重/kg		年龄	体重/kg		年龄	体重/kg	
	男	女		男	女		男	女
8 月	9.35	8.85	9 岁	28.25	27	40 岁	65	57.6
10 月	9.85	9	10 岁	31.2	30.5	50 岁	63.85	57.6
12 月	10.15	9.75	11 岁	34.65	34.25	60 岁	62.4	55.2
15 月	10.65	9.95	12 岁	37.95	38.15	70 岁	59.5	51.8
18 月	11.35	10.7	13 岁	42.1	42.5	80 岁	56.45	47.45
21 月	12.05	11.35	14 岁	47.25	45.65	成人平均	62.7	54.4
2 岁	13.15	12.3	15 岁	51.9	48.75			

表 4-21　我国城乡各类人群体重分布

年龄	体重/kg				年龄	体重/kg			
	城男	城女	乡男	乡女		城男	城女	乡男	乡女
1 月	5.3	5.3	5.4	5.2	9 岁～	30.4	28.6	26.1	25.4
2 月	6.3	6	6.2	5.6	10 岁～	33.8	32.8	28.6	28.2
3 月	7.1	6.8	6.9	6.3	11 岁～	37.4	36.7	31.9	31.8
4 月	7.6	6.8	7.5	7.3	12 岁～	40.5	40.5	35.4	35.8
5 月	8.3	7.6	8	7.4	13 岁～	44.9	44.5	39.3	40.5
6 月	8.7	8.3	8.6	8.1	14 岁～	49.4	47.2	45.1	44.1
8 月	9.5	9	9.2	8.7	15 岁～	55.2	50.8	48.6	46.7
10 月	10.2	9.1	9.5	8.9	16 岁～	57.2	52.2	53	49.2
12 月	10.4	9.9	9.9	9.6	17 岁～	58.7	51.9	54.9	51.2
15 月	10.8	10.1	10.5	9.8	18 岁～	60.9	51.9	56.8	51.7
18 月	11.7	11	11	10.4	19 岁～	61.2	51.8	58.8	52.3
21 月	12.4	11.6	11.7	11.1	20 岁～	65.7	53.7	61.8	52.7
2 岁	13.5	12.7	12.8	11.9	30 岁～	67.5	56.7	63.2	54.7
3 岁	16	15.4	14.3	13.8	40 岁～	67.9	59.2	62.1	56
4 岁	17.8	17	16	15.5	50 岁～	67.2	60.2	60.5	55
5 岁	19.7	19	17.7	17.1	60 岁～	66.6	59	58.2	51.4
6 岁	22.2	21.1	19.4	18.7	70 岁～	63.5	55	55.5	48.6
7 岁	24.8	23.2	21.7	20.6	80 岁～	59.4	48.8	53.5	46.1
8 岁	27.2	26	23.9	22.9					

表 4-22   2010 年我国居民体重均值

年龄	体重/kg		年龄	体重/kg		年龄	体重/kg	
	男	女		男	女		男	女
3 岁	16.4	15.7	12 岁	44	42.3	25~29 岁	68.7	54.6
4 岁	18.1	17.4	13 岁	49.4	46.2	30~34 岁	69.8	56.1
5 岁	20.5	19.5	14 岁	53.8	48.6	35~39 岁	69.7	56.9
6 岁	22.5	21.1	15 岁	57.2	50.1	40~44 岁	70	58.4
7 岁	25.5	23.8	16 岁	59.2	51.1	45~49 岁	69.9	59.8
8 岁	28.5	26.5	17 岁	61	51.7	50~54 岁	69	59.8
9 岁	31.8	29.7	18 岁	61.5	51.7	55~59 岁	68.5	59.7
10 岁	35.5	33.8	19 岁	62.6	51.9	60~64 岁	66.6	59.2
11 岁	39.6	38.2	20~24 岁	65.6	53	65~69 岁	65.3	57.7

可见，我国男性不管是成年还是未成年的，其体重均大于女性的体重，我国成年男性、成年女性和未成年人（0~18 岁人群）的平均体重分别为 62.7 kg、54.4 kg 和 16.86 kg。

（2）期望寿命

在进行健康风险评价时，对于非致癌性污染物，其暴露时间通常为实际暴露的时间，一般可以用期望寿命减去暴露开始时的年龄；而对于致癌性污染物，通常为终生暴露时间，因此在对人群进行致癌风险评价时，需要知道该类人群的期望寿命。

期望寿命又称为平均期望寿命，指 0 岁时的预期寿命，一般用"岁"表示，即在某一死亡水平下，已经活到 x 岁年龄的人们平均还有可能继续存活的年岁数。本研究通过统计分析最新发布的资料，分析我国居民的期望寿命值，见表 4-23。

表 4-23   我国各地区居民期望寿命   单位：岁

地区	平均	男	女	地区	平均	男	女
全国	71.4	69.63	73.33	浙江	74.7	72.5	77.21
北京	76.1	74.33	78.01	安徽	71.85	70.18	73.59
天津	74.91	73.31	76.63	福建	72.55	70.3	75.07
河北	72.54	70.68	74.57	江西	68.95	68.37	69.32
山西	71.65	69.96	73.57	山东	73.92	71.7	76.26
内蒙古	69.87	68.29	71.79	河南	71.54	69.67	73.41
辽宁	73.34	71.51	75.36	湖北	71.08	69.31	73.02
吉林	73.1	71.38	75.04	湖南	70.66	69.05	72.47
黑龙江	72.37	70.39	74.66	广东	73.27	70.79	75.93
上海	78.14	76.22	80.04	广西	71.29	69.07	73.75
江苏	73.91	71.69	76.23	海南	72.92	70.66	75.26
青海	66.03	64.55	67.7	西藏	64.37	62.52	66.15
宁夏	70.17	68.71	71.84	陕西	70.07	68.92	71.3
新疆	67.41	65.98	69.14	甘肃	67.47	66.77	68.26
重庆	71.73	69.84	73.89	贵州	65.96	64.54	67.57
四川	71.2	69.25	73.39	云南	65.49	64.24	66.89

分析可知，我国各地区的平均期望寿命为 64.38~78.14 岁，无论男性还是女性，中国的西南、西北 10 省（自治区）的居民都在全国平均值期望寿命以下，总体上居民寿命呈现出东部地区＞中部地区＞西部地区的区域差异性，这可能与不同地区经济发展水平和人民的营养状况有关。

收集我国 2009 年的各地人口统计数资料，见表 4-24。

表 4-24 2009 年我国各地人口数 单位：万人

地 区	男	女	儿童	地 区	男	女	儿童
安 徽	296	284	32.9	江 西	206	203	34.4
北 京	84.1	80.9	10.5	吉 林	136	130	7.36
重 庆	136	136	14.7	辽 宁	213	211	8.14
福 建	170	171	21.5	宁 夏	29.6	28.6	4.31
甘 肃	128	124	11.5	青 海	26.2	26.0	3.48
广 东	461	458	44.6	陕 西	183	180	13.9
广 西	236	215	34.9	山 东	453	449	45.7
贵 州	184	174	21.7	上 海	92.6	94.1	5.42
海 南	42.6	37.7	6.12	山 西	168	161	14.2
河 北	334	325	44.1	四 川	392	391	35.3
黑龙江	189	184	9.67	天 津	58.2	57.1	7.49
河 南	445	445	58.6	西 藏	13.3	13.9	1.81
湖 北	280	269	22.4	新 疆	101	98.7	16.1
湖 南	310	298	33.4	云 南	223	208	26.4
内蒙古	119	114	9.03	浙 江	249	245	23.6
江 苏	360	377	35.6				

4.4.3.5 时间—行为活动模式

行为—活动模式是指各类人群在不同地点进行各种活动的时间、行为等。人们的活动模式会影响他们对环境中重金属等污染物的暴露频次、暴露时间以及暴露程度，在进行暴露量计算时，需要考虑污染物浓度、暴露时间和暴露频率，这些变量依赖于人体活动模式和各种活动花费的时间及其位置，因此行为—活动模式暴露参数在健康风险评价中起着非常重要的作用。目前国内已有的关于时间—行为活动模式的研究主要包括室内外停留时间、车内活动时间、室内时间等。

（1）室内外停留时间

综合白志鹏等（2004）的研究结果，我国居民在各类环境中的停留时间见表4-25。

表4-25 成人（儿童）在各类环境中的停留时间和呼吸速率

活动场所	呼吸速率/（m³/h）		成人（儿童）的停留时间/（h/d）
	成人	儿童	
家中	0.5	0.4	13.0
办公室（学校）	1.0	1.0	6.0
途中	1.6	1.2	1.0
其他环境	1.6	1.2	4..0

（2）车内活动时间

机动车内也属于室内微环境的一种，在其内的停留时间对于研究职业暴露有重要意义。李滟滟等（2008）通过问卷调查或合理假设的方法确定了公共汽车司售人员、出租车司机、地铁司机及城铁司机每天车内工作时间分别为（6.57±0.96）h、（10.80±2.03）h、（6.00±0.6）h。

（3）室内时间

本研究总结分析了2002年中国居民营养与健康状况调查报告资料，整理了我国城市和农村不同年龄段人群的休息时间和阅读、看电视、玩电子游戏等时间，见表4-26。

表4-26 我国城市和农村居民休息和阅读、看电视等活动的时间分布　　单位：h/d

		休息（睡眠）			坐（阅读、看电视等）		
		合计	城市	农村	合计	城市	农村
	合计	8.1	7.9	8.2	2.5	3.2	2.2
	男性	8.1	7.8	8.2	2.7	3.4	2.4
	女性	8.1	7.9	8.2	2.4	3.1	2.1
青年（18～44岁）	小计	8.2	8	8.3	2.7	3.3	2.4
	男性	8.1	7.9	8.2	2.8	3.4	2.5
	女性	8.3	8.1	8.3	2.5	3.1	2.3
中年（45～59岁）	小计	7.9	7.7	8	2.3	3	2.1
	男性	7.9	7.7	8	2.5	3.2	2.2
	女性	7.9	7.7	8	2.2	2.9	1.9
老年（≥60岁）	小计	7.8	7.5	7.9	2	2.9	1.7
	男性	7.9	7.6	8	2.3	3.3	2
	女性	7.7	7.3	7.9	1.7	2.5	1.4

4.4.3.6　饮食摄入率

谷类、肉类、鱼贝类、蔬菜、水果等的摄入是暴露于环境污染物的主要暴露途径之一。这些食物的摄入量是暴露评价中重要的暴露参数。

饮食暴露的主要暴露途径包括水的摄入、食物的摄入以及非饮食项目的摄入。日常饮食摄入食物的类型有很多种，包括主食、蔬菜、水果、奶制品、肉类等，为等到较为准确的暴露量，需要获得不同人群摄入不同种类的食物的频率及数量信息，以得到不同人群对各类食物的摄入率。不同人群各类食物的摄入率之和即为总的饮食摄入率。

本书整理了我国开展的多次全国范围内的营养与健康状况调查，统计了我国居民对不同种类食物的摄入量（表4-11）。

4.5　基于环境介质铅的健康风险评价

4.5.1　矿区土壤铅污染的健康风险评价

20世纪50年代以来，中国矿产资源被大量开采，加剧了对周边地表植被和水文条件的破坏和对大气、水体、土壤的污染，而且，这些污染源大都具有扩散性。所以有时污染不仅仅只是一个点的问题，而可能是一个面、一个区域的问题。其中，尾矿库及其周边地区的环境尤应值得重视（黄铭洪，2003；Li，2007）。

矿区环境问题主要有工业粉尘、工业废水、尾矿砂堆积等，而污染物类型则主要为重金属。而且由于碱性灰尘沉降及工业废水的灌溉等造成铅等多种重金属的复合污染，导致植物中毒，进而污染水稻谷物，再通过食物链进入人体，使人产生慢性中毒，给人体健康带来潜在的危害（廖晓勇，2006；杜锁军，2006）。因此，土壤中重金属铅、锌等的含量越来越受到关注。目前，现行的《土壤环境质量标准》（GB 15618—1995）二级标准定义的极限值未直接考虑土壤污染物对生态受体的毒理效应等，不能够为某些特定的人群提供充分的保护（袁建新，2000）。常用的土壤铅污染的健康风险评价方法包括：

（1）污染指数法

对重金属污染评价方法有很多，现阶段土壤环境质量评价最常用的评价方法是污染指数法，包括单项污染指数法和综合污染指数法（Chon，2004）。

单项污染指数法（单因子指数法）：

$$P_i = C_i / S_i \tag{4-11}$$

综合污染指数法（内梅罗综合污染指数法）：

$$P_{\text{综}} = \{[(C_i/S_i)^2_{\max} + (C_i/S_i)^2_{\text{ave}}]/2\}^{1/2} \tag{4-12}$$

式中，P_i——土壤中污染物 i 的环境质量指数；

　　　C_i——污染物 i 的实测浓度，mg/kg；

　　　S_i——污染物 i 的评价标准，mg/kg；

　　　$(C_i/S_i)_{max}$——土壤污染中污染指数最大值；

　　　$(C_i/S_i)_{ave}$——土壤污染中污染指数的平均值。

基于污染指数法评价的结果，土壤污染等级的分级标准包括：①单项评价分级标准：$P_i > 1$ 表示污染，$P_i \leqslant 1$ 表示未污染；②综合评价分级标准，见表4-27。

表4-27　土壤污染等级分级标准

等级划分	$P_{综}$	污染等级	污染水平
1	$P_{综} \leqslant 0.7$	安全	清洁
2	$0.7 < P_{综} \leqslant 1$	警戒级	尚清洁
3	$1 < P_{综} \leqslant 2$	轻污染	土壤轻污染物开始受到污染
4	$2 < P_{综} \leqslant 3$	中污染	土壤作物均受中度污染
5	$P_{综} > 3$	重污染	土壤作物受污染均已相当严重

李静等（2008）采用单项因子污染指数法和综合污染指数法，选用浙江省土壤自然背景值，结合评价点的土壤 pH 值的国家土壤环境质量二级标准（GB 15618—1995）作为评价标准（Chon，2004；Wcislo，2002），来研究杭州市某铅锌矿区及周边蔬菜基地土壤重金属的环境质量状况，污染指数的分布见表4-28。

表4-28　土壤点、线、面中 Pb、Zn、Cd、Cu 的环境质量评价

重金属	国家二级标准	浙江省土壤背景值	杭州某铅锌矿区周边土壤重金属含量/（mg/kg）			浙江省土壤背景值			国家二级标准		
			点	线	面	点	线	面	点	线	面
Pb	250	24.50	12 552±3 888	3 315±3 358	141±86	512	135	5.8	50	13	0.6
Zn	200	84.80	839±274	274±86	95±38	9.9	3.2	1.1	4.2	1.4	0.5
Cd	0.30	0.20	6.6±2.4	7.3±3.5	2.6±0.4	33	37	13	22	24	8.7
Cu	50	19.80	151±49	89±12.7	32±13	7.6	4.5	1.6	3	1.8	0.6
$P_{综}$						18.1	9.5	3.0	5.9	4.1	2.4

从评价结果可以看出，单因子评价指数表明土壤中 Pb、Zn、Cd、Cu 的含量远超过浙江省土壤背景值和国家二级标准限值（从面的角度来讲，除限值外，Pb、Zn、Cu 含量未超过国家二级标准），是被污染的；综合评价指数说明土壤受到中—重污染等级；土壤作物均受中度污染水平；以这两种评价标准得出的评价结果均表现为：单项污染指数与综合污染指数均是点>线>面，Pb>Cd>Cu>Zn。由上可知，矿山的开采活动与土壤表层 Pb、Zn、Cd、Cu 含量有很大关系，距离该矿山越近，受到的影响越大；该铅锌矿对土壤中 Pb

与 Cd 含量比对 Zn 和 Cu 影响要大；线和面土壤中 Pb、Zn、Cd、Cu 为样品的平均含量，由此综合平均后其含量下降，也表明了矿区开采活动对土壤表层重金属含量的扩散影响。

（2）健康风险评价模型

污染指数法从污染源层面分析了环境污染物的污染状况，分析其可能存在的风险。而健康风险评价模型可以利用受体模型，根据实际的暴露情况分析某一环境条件下，由于人群的暴露可能受到的健康风险的大小。因此，在污染物—暴露途径—暴露风险的链条中，评价人群在某一环境条件下对某污染物的健康风险最能客观地反映环境污染物对人体带来的风险。

李静等在研究了某矿区及周边蔬菜基地土壤重金属的污染状况后，应用健康风险评价模型 CDI，对人群暴露土壤重金属的污染物进行定量评价。据健康风险评价模型和模型参数，可以计算出土壤中重金属 Pb、Zn、Cd、Cu 可能引起的成人与儿童平均个人风险，其中 Cd 的风险仅以摄取食物的量所产生的风险，未考虑通过水—人体的致癌风险（饮用水为清洁），计算结果见表 4-29。

表 4-29　土壤点、线、面中 Pb、Zn、Cd、Cu 健康危害的平均个人年风险

类型	成人					儿童				
	Pb	Zn	Cd	Cu	HI	Pb	Zn	Cd	Cu	HI
点	1.805	0.001	0.003	0.002	1.811	5.264	0.004	0.010	0.006	5.283
线	0.477	0.000	0.004	0.001	0.182	1.390	0.001	0.011	0.003	1.405
面	0.020	0.001	0.002	0	0.022	0.059	0.001	0.004	0.001	0.065

从表 4-29 可知：土壤中重金属 Pb、Zn、Cd、Cu 直接到人体所引起的成人与儿童的平均个人风险均是 Pb≥Cd≥Cu≥Zn。对成人来说，以点分析土壤重金属对人体总的健康危害风险＞ 1，会对人体健康产生威胁，以线、面分析土壤—人体总的健康危害风险属健康；对儿童来说，以点、线分析土壤重金属对人体总的健康危害风险＞1，会对人体健康产生威胁，以面分析土壤—人体总的健康危害风险属健康。儿童比成人更易受到土壤重金属含量的影响，4 种元素的平均风险系数均大于成人，从点、线、面 3 个角度来说，儿童受到总的健康危害风险是成人的 3 倍左右。

Changsheng Qu 等（2012）以距江苏省某铅锌矿区不同距离的 3 个村庄的当地人群为研究对象，对江苏省某铅锌矿区进行重金属的暴露途径和健康风险评价时，除了应用 USEPA 推荐的风险评价模型外，还利用蒙特卡罗模型对当地人群暴露 Zn、Pb 等重金属的健康风险进行了评价。3 个村庄人群的非致癌的累积风险见图 4-3。

此健康风险评价是基于水晶球软件蒙特卡罗模型运算 10 000 次的评价结果。V_1、V_2、V_3 分别代表距离冶炼厂越来越远的 3 个村庄。结果表明，冶炼厂对 V_1 人群的风险值范围为 6.8～81.3，V_2 人群的风险值范围为 2.9～19.3，V_3 人群的风险值范围为 3.3～15.8。3 个村庄

人群的平均风险分别为 23.4、8.3 和 7.5。冶炼厂对距离最近的 V_1 村的人群的健康风险最大。

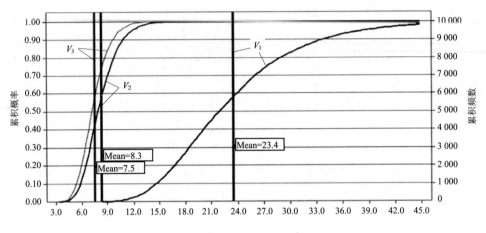

图4-3　3个村庄人群的总累积风险分布

4.5.2　大气铅污染的健康风险评价

我国是世界上大气污染比较严重的国家之一，城市大气颗粒物污染尤为突出。目前，颗粒物是我国大多数城市空气首要污染物，其中空气动力学直径小于 2.5 μm 的颗粒物——$PM_{2.5}$ 受到普遍关注，从已有的研究中可以发现，我国大部分城市环境空气 ρ（$PM_{2.5}$）较高，污染严重，远超《环境空气质量标准》（GB 3095—2012）中 ρ（$PM_{2.5}$）年日均值不大于 75 μg/m³，年均值不大于 35 μg/m³ 的要求（李伟芳，2010；刘晨书，2009；杨卫芬，2010）。

近年来，$PM_{2.5}$ 成为世界各国学者研究的重点。国内外研究表明，$PM_{2.5}$ 长期暴露与人群死亡率（Zeger，2008）和呼吸系统发病率（Zhang，2002）相关，并对心血管功能（Cárdenas，2008）、肺功能发育（Gauderman，2004；Jedrychowski，2010）、胎儿发育（Jedrychowski，2004；Bell，2007）、免疫系统健康（高知义，2010）等产生负面影响。老人作为敏感人群，更容易受颗粒物的影响，因此，$PM_{2.5}$ 对其健康危害更大。

王钊等（2013）利用 USEPA 推荐的健康风险评估模型，使用 HQ（Hazard Quotient，危险系数）作为非致癌风险评估的衡量指标，对天津市某社区老年人 $PM_{2.5}$ 上载带的铅等 6 种重金属元素的暴露水平，及个体 $PM_{2.5}$ 暴露于 6 种重金属元素的非致癌健康风险进行了研究。对老年人夏、冬季 $PM_{2.5}$ 个体、室内和环境暴露浓度的分析表明，老年人 $PM_{2.5}$ 暴露浓度为个体>室内>环境，而且夏、冬两季结果趋势相一致。$PM_{2.5}$ 室内源主要包括环境烟草烟雾、烹调、个人护理品等；室外源主要包括土壤尘、机动车尘、金属冶炼尘等（Hopke，2003；Zhao，2007）。由于冬季天气寒冷，气温较低，住宅门窗关闭，室内通风状况较夏季差，因此室内颗粒物浓度升高。而 $PM_{2.5}$ 个体暴露浓度受室内源和室外源的共同影响，个体暴露水平高于室内暴露水平，因此，对于 $PM_{2.5}$ 暴露对人体的健康效应等问题的研究，应更倾向于基于个体 $PM_{2.5}$ 的暴露研究。此外，单因素方差分析结果显示，老年人 $PM_{2.5}$ 冬季暴露水平显著高于夏季（$P<0.01$），这是由于北方地区冬季为燃煤供暖，煤在燃烧过程中释放出大量烟尘于大气中，由于气温较低，污染物不易扩散，使得环境空气中颗粒物浓度升高（Bi，2007；Kong，2010）。对老年人 6 种元素的非致癌风险研究表明，对于铅等 6 种非致癌元素，其暴露风险值均小于 1，理论风险值较小。

由于健康风险评价过程中，污染物摄入量、时间—活动模式参数的获取伴随着不确定性，且每个老年人个体的居住环境和生活习惯的不同，使 $PM_{2.5}$ 及其载带痕量元素浓度数据存在不确定性，此外，由于人体的生理学差异（如性别、年龄、体重、遗传因素等），健康风险评价亦存在不确定性，故王钊等（2013）为降低所有评估无法避免的不确定性，采用蒙特卡罗模型（水晶球软件——Crystal Ball，版本号：11.1.63.0）对其进行分析，从其质量浓度、人体质量及呼吸速率 3 个不确定因素分布中独立抽取样本，描述其中个体风险的分布。

4.5.3 饮用水铅污染的健康风险评价

饮用水是人类生存的物质基础。但是随着工业及人们生活条件的发展，工农业及生活排放的废水，不仅会直接危害我们的生活环境，废水里的重金属也会通过降水途径、污水灌溉以及地表径流等过程，通过直接饮用或食物链的途径、皮肤接触、蒸汽吸入等形式暴露于人体，从而对人体健康造成危害。

李兰芳等（2013）采用网格法对广州市主城区的饮用水进行布点采样，调查了广州市主城区饮用水中重金属的含量分布，并在此基础上评价了铅锌等重金属元素对市区人群的健康风险。对饮用水中铅、铜等非致癌物，采用非致癌物所致的健康危害的个人平均年风险计算公式，见公式（4-13）和公式（4-14）：

$$R_{ig}^{n} = \frac{D_{ig} \times 10^{-6}}{RfD_{ig} \times t} \tag{4-13}$$

$$D_{ig} = V \times \frac{C_{ig}}{M} \tag{4-14}$$

式中，R_{ig}^{n}——第 i 种非致癌污染物通过饮水途径所致健康危害的个人平均年风险，a^{-1}；

n——采样点数量；

D_{ig}——第 i 种非致癌污染物通过饮水途径的单位体重日均暴露剂量，mg/（kg·d）；

RfD_{ig}——第 i 种非致癌污染物通过食物途径的参考剂量，mg/（kg·d）；

t——人类平均寿命，按 70 年计算；

V——成人每日平均饮水量，按 2.2 L/d 计；

C_{ig}——第 i 种非致癌物的质量浓度，mg/L；

M——人均体重，按 70 kg 计。

调查结果表明，各城区铅、铜、锰等的健康风险水平都集中于 $10^{-8}\sim10^{-10}$ 水平上，各城区总年平均风险为 $2.034\times10^{-8}\sim9.334\times10^{-8}$，远低于 USEPA 推荐的年均健康风险水平标准 5.0×10^{-5}。由此说明广州市城区内饮用水中不存在铅、铜、锰等通过饮水引起的健康风险危害。但此研究也存在一定的局限性：仅调查广州主城区的饮用水的现状及对人的健康影响因素，没有考虑到水源水污染物、出厂水相关因素、输水管腐蚀相关因素；同时该研究沿用了美国环保局饮用水中非致癌物对人体健康暴露风险评价方法，没有考虑到我国人群与国外人群在人种、行为习惯等方面存在的巨大差异，暴露参数只考虑了体重和饮水量；由于健康风险评价是一种新的评价方法，健康风险评价本身存在着不确定性，与饮水相关的健康风险评价过程中的饮水暴露持续时间、饮水摄入量等暴露参数直接影响着评价结果的准确性，而评价过程中缺乏不确定性的分析也是该研究的局限。

4.5.4 食物铅污染的健康风险评价

重金属作为主要的土壤污染物之一，主要来自灌溉水（特别是污灌）、固体废弃物、农药、肥料、大气沉降等（张民，1996；董元华，2003；陈怀满，1996）。土壤中重金属的归趋途径之一便是通过蔬菜等植物的吸收富集而被去除。蔬菜中的重金属污染一般不会造成人体急性中毒，但可以通过食物链在人体中累积，进而危害人体身体健康。据估计人体中的 Cd 有 70%来自于食品中的蔬菜（孙光闻，2006）。因此，蔬菜的质量直接影响人类的健康水平。自 20 世纪 80 年代末期起，对蔬菜及菜区土壤金属污染的研究越来越多，主要聚焦在蔬菜污染现状调查及健康风险评价（孙美侠，2009；崔旭，2009），蔬菜对重金属吸收富集规律研究（方凤满，2010；王玉洁，2010），蔬菜重金属污染的控制措施研究（毕秋兰，2009）等方面。

孙清武等（2013）对湖北省大冶市铜绿山、铜山口矿区和非矿区的土壤、蔬菜重金属污染特征进行了分析，利用单因子污染指数及内梅罗综合污染指数法评价了土壤环境质量，并选用 THQ 法进一步分析了蔬菜重金属暴露对当地居民（成年和青少年儿童）通过食用蔬菜途径产生的健康风险。

图 4-4 为 THQ 法评价当地居民（成人和儿童）通过食物蔬菜途径产生的重金属健康风险。结果表明，两个矿区附近居民（成人和儿童）重金属健康风险值均高于非矿区。铅的 THQ 值最高，为 0.48~2.62，矿区高于非矿区，且矿区居民无论是成人还是儿童通过食用蔬菜途径产生的铅健康风险均大于 1，说明矿区居民通过蔬菜途径可产生铅的健康风险。

钱翌等（2011）为评价蔬菜重金属污染状况和蔬菜安全水平，对青岛市的 2 个重要蔬菜批发市场的 24 种常见蔬菜分季节进行抽样检测，采用国家食品卫生标准限值计算单项污染指数和综合污染指数评价蔬菜 Cd、Pb 等重金属的污染状况，并对青岛市民因摄入含 Pb、Cd 蔬菜的健康风险进行了分析，结果见表 4-30。

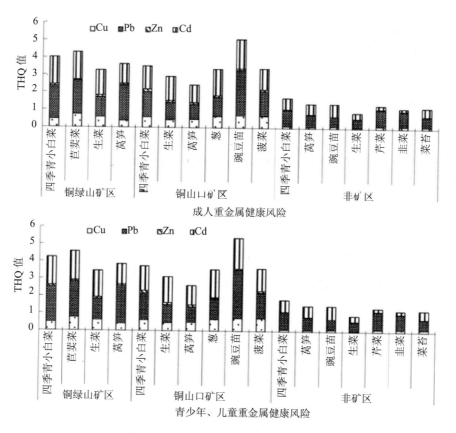

图 4-4 THQ 法评价当地居民通过食物蔬菜途径产生的重金属健康风险

表 4-30 蔬菜重金属污染状况

蔬菜名称	单项污染指数					综合污染指数	污染程度
	Cd	Pb	Cr	Cu	Zn		
甘蓝	0.054	0.321	0.050	0.004	0.032	0.236	安全
芹菜	0.253	0.629	0.102	0.014	0.139	0.473	安全
菠菜	0.570	1.119	0.094	0.059	0.424	0.853	警戒级
大白菜	0.297	0.752	0.074	0.015	0.097	0.560	安全

该研究参照国际癌症研究机构（IARC）和国际卫生组织（WHO）规定的躯体毒物质铅参考剂量，并结合美国环境保护局（USEPA）的计算值确定铅的参考剂量为 1.4×10^{-3} mg/(kg·d)；青岛市居民的平均寿命为 70 岁。计算表明，铅经食入途径所致健康危害的个人平均年危险为 1.53×10^{-8} 人/年。即青岛市每亿人口在一年中因食用含铅蔬菜而受到的健康危害（或死亡）的人数为 1.53 人。这表明在蔬菜食用中，身体毒物质铅所引起的健康风险甚微，不会对暴露人群构成明显的危害，低于国际辐射防护委员会（ICRP）和美国环境保护局的推荐值，不会对暴露人群构成明显的危害。

4.6　基于生物标志物的健康风险评价

儿童是铅污染的易感人群（Grigg，2004），近年来，我国城市儿童铅中毒发生率大大上升，约 50%的儿童受到铅中毒的严重威胁（He，2009；Wang，2009）。由于铅污染危害人体健康（Kabala，2001），对智力的影响具有不可逆性（Wang，2002；Lanphear，2005；黄清霄，2003），儿童铅中毒成为全社会普遍关注的重要问题，铅污染已经成为影响儿童身体健康的重要因素（He，2009；王舜钦，2004）。

4.6.1　模型评价方法

铅污染毒性评价时常采用基于受体血铅浓度水平的方法（Defra，2002），目前国际上常采用多途径暴露生物效应模型探讨环境铅暴露与人体血铅含量的效应关系（张红振，2009）。基于受体不同的年龄，USEPA 推荐 IEUBK 模型（Hilts，2003；Bierken，2012）来预测铅暴露后儿童人群（0~6 岁）血铅的浓度水平。

基于 IEUBKwin1-1 Build 1 模型，将不同途径和不同来源的环境铅暴露综合分析来预测儿童的血铅水平。IEUBKwin1-1 Build 1 的结构见图 4-5。

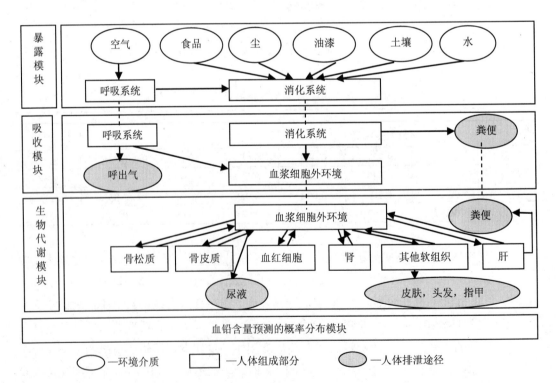

图 4-5　儿童铅暴露、吸收、代谢及血铅含量估计模型 IEUBKwin 的构成

由于进入人体呼吸和消化系统的铅最终只有一部分参与血液循环产生毒性效应（Li，2001），IEUBK 模型采用吸收速率（IR）模型来描述儿童对不同环境介质铅的吸收（Defar，2002），认为来自土壤及灰尘、饮食、饮水、空气中铅的可吸收率分别为 30%、40%～50%、60%、25%～45%（USEPA，1994）。

该模型中需要两类数据：第一类是污染浓度数据，如空气、水、土壤、食品等介质中铅的浓度，该研究把我国现行各相应环境质量标准限定的铅浓度值设为污染的浓度值；第二类是暴露参数数据，通过查阅相关文献资料，根据我国实际情况选取适当的暴露参数，对于我国目前没有开展调查研究的暴露参数，该研究引用 USEPA 颁布的参数代替（USEPA，1997）。

4.6.1.1　我国现行标准

通过查阅我国现行的相关环境质量标准，将我国铅的相关环境质量标准、食品标准和卫生标准总结归类（表 4-31）。

表 4-31　我国铅的环境、食品和卫生质量标准

类别	介质	标准限值				标准名称
环境标准	环境空气	季平均质量浓度	1.0μg/m³	年平均质量浓度	0.5 μg/m³	《环境空气质量标准》（GB 3095—2012）
环境标准	土壤	I 级背景值	35 mg/kg	II 级保护农作物（根据环境 pH 从高到低）	250 mg/kg	《土壤环境质量标准》（GB 15618—1995）
环境标准	土壤				300 mg/kg	《土壤环境质量标准》（GB 15618—1995）
环境标准	土壤	III 级	500 mg/kg		350 mg/kg	《土壤环境质量标准》（GB 15618—1995）
卫生标准	饮用水	生活用水	0.01 mg/L	《生活饮用水卫生标准》（GB 5749—2006）		
食品标准	谷类	0.2 mg/kg	豆类	0.2 mg/kg	鱼类	0.5 mg/kg	《食品中污染物限量》（GB 2762—2005）
食品标准	薯类	0.2 mg/kg	禽畜肉	0.2 mg/kg	水果	0.1 mg/kg	《食品中污染物限量》（GB 2762—2005）
食品标准	可食用畜禽下水	0.5 mg/kg	叶菜类	0.3 mg/kg	球茎蔬菜	0.3 mg/kg	《食品中污染物限量》（GB 2762—2005）
食品标准	小水果、浆果、葡萄	0.2 mg/kg	果酒	0.2 mg/kg	鲜乳	0.05 mg/kg	《食品中污染物限量》（GB 2762—2005）
食品标准	蔬菜（球茎、叶菜、食用菌除外）	0.1 mg/kg	茶叶	5 mg/kg	婴儿配方粉（冲乳汁计）	0.02 mg/kg	《食品中污染物限量》（GB 2762—2005）
食品标准	果汁	0.05 g/kg	鲜蛋	0.2 mg/kg			《食品中污染物限量》（GB 2762—2005）

4.6.1.2　我国血铅标准

根据我国卫生部颁发的儿童铅中毒诊断标准《儿童高铅血症和铅中毒分级和处理原

则》，现行的血铅中毒诊断中，将血铅水平＞100 μg/L 视为铅超标（赵霞，2007）。

4.6.1.3　暴露参数数据收集

收集了能在一定程度上代表全国儿童暴露情况的不同年龄段人群的体重、空气暴露、食品、室内外灰尘、土壤及饮水等暴露参数。

（1）一般暴露参数

综合文献（于冬梅，2007；李可基，2004；王宗爽，2009；USEPA，2009），分析我国居民的体重如表 4-32 所示。

表 4-32　不同年龄段人群的体重

年龄	体重/kg		年龄	体重/kg	
	男	女		男	女
1 岁	10.2	9.8	5 岁	18.70	18.05
2 岁	13.2	12.2	6 岁	20.80	19.90
3 岁	15.15	14.60	7 岁	23.25	21.90
4 岁	16.90	16.25	成人平均	62.7	54.4

（2）呼吸暴露参数

迄今为止我国还没有进行大规模的人体健康调查研究，但儿童的换气率及肺部吸收率不同国家之间差异甚微，故结合 USEPA 2009 年暴露参数手册（USEPA，2009）和我国目前的研究（王宗爽，2009），引用 IEUBK 模型中默认的儿童呼吸暴露参数，如表 4-33 所示。

表 4-33　不同年龄段儿童（岁）呼吸暴露参数

	0～1	1～2	2～3	3～4	4～5	5～6	6～7
户外停留时间/（h/d）	1	2	3	4	4	4	4
换气率/（m³/d）	2	3	5	5	5	7	7
肺部吸收率/%	32	32	32	32	32	32	32

（3）饮水和饮食暴露参数

目前我国缺乏居民饮水情况的系统性研究。由于不同人体之间每千克体重需要的正常饮水量相同，故结合 USEPA 2009 年暴露参数手册（USEPA，2009）和我国已有研究成果（段小丽，2010；荫士安，2008；盛晓阳，2009），采用 USEPA 参数手册的每千克体重饮水量参数，结合我国不同年龄段儿童的实际体重计算儿童的饮水量参数；饮食量参数为总结和归纳翟凤英 2007 年分析的居民膳食结构与营养状况中的儿童饮食摄入量参数，见表 4-34。

表4-34 不同年龄段（岁）儿童饮食摄入量参数

	0～1	1～2	2～3	3～4	4～5	5～6	6～7
饮水量（L/d）	—	0.271	0.317	0.380	0.380	0.380	0.447
饮食量（g/d）	—	—	337.26	406.02	460.93	493.79	525.35

（4）土壤和尘暴露参数

我国缺少各年龄段儿童日土壤及灰尘摄入量等参数的实际调查值，但各年龄段儿童日土壤及灰尘摄入量参数各国之间一般具有通用性（盛晓阳，2009），故不同年龄儿童经土壤和灰尘的暴露参数可采用 USEPA 2009 年新发布的参数值，见表4-35。

表4-35 不同年龄段（岁）儿童经土壤和灰尘的暴露参数

	0～1	1～2	2～3	3～4	4～5	5～6	6～7
尘摄入量（g/d）	0.03	0.06	0.06	0.06	0.06	0.06	0.06
土壤摄入量（g/d）	0.03	0.05	0.05	0.05	0.05	0.05	0.05

4.6.1.4 血铅预测方法

假设现行我国各环境质量标准达标的情况下，基于各标准中铅的允许浓度范围，根据前文收集整理的暴露参数资料，利用 IEUBK 模型计算每种介质暴露下不同年龄段儿童每天的摄铅量，并预测各种暴露综合作用下的儿童血铅值。其中，饮水暴露参数采用生活饮用水质标准值 0.01 μg/L；土壤环境质量标准根据应用功能和保护目标，划分的最严标准值和最松标准值分别为 33 mg/kg 和 500 mg/kg；而我国空气质量标准规定铅的季平均浓度和年平均浓度分别为 1.0 μg/m³ 和 0.5 μg/m³。分别取土壤环境标准、大气环境标准最严的和最宽松的标准值，也即标准中设定的最小和最大的浓度限值，对 IEUBK 模型进行赋值，从而分别讨论环境标准制定最严与最宽松情况下儿童的血铅水平。

4.6.1.5 暴露剂量和健康风险评价方法

CDC 将血铅值 100 μg/L 设为会带来健康风险的临界值（USEPA，1989），基于这一临界值对铅的毒性进行评价。环境质量达标情况下，不同人群健康风险的计算公式为：

$$R_i^n = \frac{ADD_i}{RfD_i} \times 10^{-6} \qquad (4\text{-}15)$$

式中，R_i^n —— 发生某种特定有害健康效应而造成等效死亡的危险度；

ADD —— 有阈化学污染物的日均暴露剂量，mg/（kg·d）；

RfD —— 化学污染物的某种暴露途径下的参考剂量，mg/（kg·d）；

10^{-6} —— 与 RfD 相对应的假设可接受的危险度水平。

4.6.1.6 结果讨论

（1）现行最严格铅环境质量标准下的血铅浓度预测

表 4-36 最严标准下预测的暴露量和血铅值

年龄/岁	达标情况下的暴露量预测/（μg/d）					血铅预测值/（μg/L）
	呼吸暴露	饮水暴露量	土壤和尘暴露量	饮食暴露量	总暴露量	
0～1	0.211 dD	0.948 cC	1.647 bB	2.142 aA	4.947	27
1～2	0.344 cC	3.306 aA	2.967 bB	1.825 dD	8.443	34
2～3	0.620 dD	1.470 cC	2.954 bB	5.684 aA	10.728	38
3～4	0.667 dD	1.763 cC	2.957 bB	6.979 aA	12.366	42
4～5	0.667 dD	1.771 cC	2.970 bB	8.034 aA	13.442	43
5～6	0.933 dD	1.780 cC	2.984 bB	8.645 aA	14.342	43
6～7	0.933 dD	2.096 cC	2.988 bB	9.274 aA	15.291	42

注：同一行中不同小写字母表示在 0.05 水平上差异显著，不同大写字母表示在 0.01 水平上差异显著，下表同。

　　分析表 4-36 可知，假设环境质量达相关标准制定的最严标准值时，则铅通过呼吸、饮水的暴露量均较小，土壤和尘的暴露量次之，饮食的暴露量最大，最高可达 9.274 μg/d，且不同介质对儿童的暴露量差异显著。世界卫生组织（WHO）规定儿童每周每千克体重最大允许饮食摄入量是 25 μg；若学龄前儿童体重为 20 kg，则每千克体重每日最大允许摄入量为 3.57 μg。从 IEUBK 模型输出的数据可见，当相关环境质量达最严标准时，其日均饮食暴露量均在 WHO 规定的范围内。经过呼吸、饮水以及饮食等的综合暴露，各年龄段儿童体内血铅含量均未达到社会干预水平（100 μg/L）。根据《儿童高铅血症和铅中毒分级和处理原则》，可诊断在此环境标准下我国儿童的血铅值处于正常水平，相关铅环境标准的制定符合健康标准的要求，在一定程度上可以保护儿童健康。

　　（2）现行最宽松铅环境质量标准下的血铅浓度预测

　　分析表 4-37 可知，假设环境质量达相关标准设定的最松标准值，则铅通过呼吸暴露的暴露量较小，饮水、饮食的暴露量相对较大，土壤/灰尘的暴露量最大，最高可达 13.078 μg/d，但不同年龄段儿童的血铅预测值均低于社会干预水平（100 μg/L），且不同介质对儿童的暴露量差异显著。根据《儿童高铅血症和铅中毒分级和处理原则》，可诊断此时我国不同年龄段儿童的血铅值处于正常水平，但基本达到最严标准时的 1.5 倍以上，均超过 50 μg/L。表明相关铅环境标准的制定符合健康标准的要求，一定程度上可以保护儿童健康同时，也存在进一步提升的空间。假设现行铅环境质量达最严和最松标准值，对儿童不同介质的暴露量及其血铅值进行分析方差分析（SAS 分析软件，表 4-38），结果表明，不同暴露介质在这两种情况下对儿童的暴露量差异显著，且儿童血铅值差异显著。

表 4-37　最松标准下的暴露量和血铅值预测

年龄/岁	达标情况下的暴露量预测/（μg/day）					血铅预测值（μg /L）
	呼吸暴露	饮水暴露量	土壤&灰尘暴露量	饮食暴露量	总暴露量	
0～1	0.316 dD	0.891 cC	7.086 aA	2.014 bB	10.308	55
1～2	0.516 dD	3.044 bB	12.498 aA	1.681 cC	17.739	71
2～3	0.930 dD	1.370 cC	12.596 aA	5.297 bB	20.193	73
3～4	1.000 dD	1.658 cC	12.836 aA	6.563 bB	22.057	75
4～5	1.000 dD	1.679 cC	12.882 aA	7.618 bB	23.179	75
5～6	1.400 dD	1.697 cC	13.015 aA	8.242 bB	24.353	73
6～7	1.400 dD	2.006 cC	13.078 aA	8.875 bB	25.358	70

表 4-38　最严和最松标准下暴露量和血铅值的差异性分析

年龄/岁	呼吸/（μg/d）		饮水/（μg/d）		土壤/尘（μg/d）		饮食/（μg/d）		总暴露量/（μg/d）		血铅值/（μg/L）	
	最严标准	最松标准	最严标准	最松标准	最严标准	最松标准	最严标准	最松标准	最严标准	最松标准	最严标准	最松标准
0～1	0.21 bB	0.32 aA	0.95 aA	0.89 aA	1.65 bB	7.09 aA	2.14 aA	2.01 bB	4.95 bB	10.31 aA	27 bB	55 aA
1～2	0.34 bB	0.52 aA	3.31 aA	3.04 bB	2.97 bB	12.50 aA	1.83 aA	1.68 bB	8.44 bB	17.74 aA	34 bB	71 aA
2～3	0.62 bB	0.93 aA	1.47 aA	1.37 bB	2.95 bB	12.60 aA	5.68 aA	5.30 bB	10.73 bB	20.19 aA	38 bB	73 aA
3～4	0.66 bB	1.00 aA	1.76 aA	1.66 bB	2.96 bB	12.84 aA	6.98 aA	6.56 bB	12.376 bB	22.06 aA	42 bB	75 aA
4～5	0.66 bB	1.00 aA	1.77 aA	1.68 bB	2.97 bB	12.88 aA	8.03 aA	7.62 bB	13.44 bB	23.18 aA	43 bB	75 aA
5～6	0.93 bB	1.40 aA	1.78 aA	1.707 aA	2.98 bB	13.02 aA	8.65 aA	8.24 bB	14.34 bB	24.35 aA	43 bB	73 aA
6～7	0.93 bB	1.40 aA	2.10 bB	2.01 aA	2.99 bB	13.088 aA	9.27 aA	8.88 bB	15.29 bB	25.36 aA	42 bB	70 aA

4.6.2　直接评价方法

直接评价法就是以血铅、尿铅或发铅等作为生物标志物，通过评价标志物中铅的含量来判断人体铅污染状况。一般使用指血或静脉血等血液中铅的含量，基于我国现行的《儿童高铅血症和铅中毒分级和处理原则》，来判断儿童血铅污染的程度。理论上，人体血铅的安全水平为 0，血铅含量越高，则表明人体受铅污染越严重，从而对人体健康带来的风险越高。

血铅含量的测定常被用于职业铅接触工作以及作为成人、儿童环境健康调查的重要考察手段。视调查人群规模而定，选择不同类型的血液作为检测的载体。目前，静脉血被广泛地用于人体铅污染及风险调查。

近年来国内外基于儿童血铅水平，对儿童铅污染的健康风险做了大量的调查研究，并提出了保护儿童健康的正常值上限，如世界发达国家儿童血铅小于 60 μg/L 为相对安全，国际上血铅诊断标准≥100 μg/L 为铅中毒。

自 1997 年我国全面禁止使用含铅汽油以来，儿童血铅水平有所降低，但仍高于西方发达国家水平。现在中国城市儿童血铅平均值是 5.0～9.0 μg/dl（Chen et al.，2006），而美国报道的 1～5 岁儿童血铅水平是 1.9 μg/dl。儿童是铅中毒的易感人群，目前我国儿童铅中毒问题比较严重。国内文献（陈玲玲等，2005）报道，城市儿童 30%～40%血铅水平超标，部分工业污染区的儿童血铅水平超标高达 90%以上。即使没有明显工业污染的普通市区，亦有 10%～30%的儿童血铅水平超标。在我国，儿童血铅超标已经成为影响儿童身体健康的重要因素，不同地区都存在儿童血铅超标的严重问题。

王舜钦等（2004）对 1994—2004 年公开发表的 30 余篇关于我国儿童血铅水平的论文进行综述，显示我国儿童血铅平均值为 92.9 μg/L（37.2～254.2 μg/L），有 33.8%（9.6%～80.5%）的儿童血铅水平超过 100 μg/L，状况不容乐观。在所报道的 27 个省、自治区、直辖市中，儿童血铅平均水平超过 100 μg/L 的有 9 个；山西、河南、四川等地区儿童血铅均水平较高，其中，山西省某地的儿童血铅平均水平及血铅水平超过 100 μg/L 者所占百分比最高，分别是 172.5 μg/L 和 70.6%。张金良等（2009）通过对 35 篇文献的整理和研究，分析得出全国涉及 24 个省、直辖市、自治区儿童血铅平均值为 80.7 μg/L，且居住在工业区的儿童血铅水平高于市区和郊区儿童。

我国儿童血铅水平和铅中毒率远远高于发达国家，严重威胁儿童的身心健康。因此，应制定相关法规，防止环境铅污染，改善儿童的个人卫生习惯，全面准确地了解儿童血铅水平及来源，进行积极的社会干预。

本章参考文献

[1] Bell M L，Ebisu K，Belanger K. 2007. Ambient air pollution and low birth weight in Connecticut and Massachusetts. Environmental Health Perspectives，115（7）：1118.

[2] Bi X，Feng X，Yang Y，et al. 2007. Heavy metals in an impacted wetland system：a typical case from southwestern China. Science of the Total Environment，387（1）：257-268.

[3] Bierkens J，Buekers J，Van Holderbeke M，et al. 2012. Health impact assessment and monetary valuation of IQ loss in pre-school children due to lead exposure through locally produced food. Science of the Total Environment，414：90-97.

[4] Burns J M，Baghurst P A，Sawyer M G，et al. 1999. Lifetime low-levels exposures to environmental lead and children's emotional and behavioral development at age 11-12 years. Am J Epidemiol，149（8）：740-749.

[5] Cárdenas M, Vallejo M, Romano-Riquer P, et al. 2008. Personal exposure to $PM_{2.5}$ air pollution and heart rate variability in subjects with positive or negative head-up tilt test. Environmental Research, 108 (1): 1-6.

[6] Changsheng Qu, Zongwei Ma, Jin Yang, et al. 2012. Human exposure pathways of heavy metals in a lead-zinc mining area, Jiangsu Province, China. PLOS ONE, 7 (11): e46793: 1-11.

[7] Chen G X, Zeng G Z, Li J. 2006. Correlations of blood lead levels in infant, in maternal blood and in breast milk. Chin. J. Prev. Med. 3: 189-191.

[8] Chon H T, Lee J S. 2004. Heavy metal contamination and human risk assessment around some abandoned Au-Ag and base metal mine sites in Korea. Seoul: School of Civil, Urban and Geo system Engineering Seoul National University: 151-744.

[9] Gauderman W J, Avol E, Gilliland F, et al. 2004. The effect of air pollution on lung development from 10 to 18 years of age. New England Journal of Medicine, 351 (11): 1057-1067.

[10] Grigg J. 2004. Environmental toxins: their impact on children's health. Archives of disease in childhood, 89 (3): 244-250.

[11] He K, Wang S, Zhang J. 2009. Blood lead levels of children and its trend in China. Science of the Total Environment, 407 (13): 3986-3993.

[12] Hilts S R. 2003. Effect of smelter emission reductions on children's blood lead levels. Science of the Total Environment, 303 (1): 51-58.

[13] Hopke P K, Ramadan Z, Paatero P, et al. 2003. Receptor modeling of ambient and personal exposure samples: 1998 Baltimore Particulate Matter Epidemiology-Exposure Study. Atmospheric Environment, 37 (23): 3289-3302.

[14] Jedrychowski W, Bendkowska I, Flak E, et al. 2004. Estimated risk for altered fetal growth resulting from exposure to fine particles during pregnancy: an epidemiologic prospective cohort study in Poland. Environmental Health Perspectives, 112 (14): 1398.

[15] Jedrychowski W, Perera F, Mrozek-Budzyn D, et al. 2010. Higher fish consumption in pregnancy may confer protection against the harmful effect of prenatal exposure to fine particulate matter. Annals of Nutrition and Metabolism, 56 (2).

[16] Kabala C, Singh B R. 2001. Fractionation and mobility of copper, lead, and zinc in soil profiles in the vicinity of a copper smelter. Journal of Environmental Quality, 30 (2): 485-492.

[17] Kong S, Ji Y, Lu B, et al. 2011. Characterization of PM_{10} source profiles for fugitive dust in Fushun-a city famous for coal. Atmospheric Environment, 45 (30): 5351-5365.

[18] Lanphear B P, Hornung R, Khoury J, et al. 2005. Low-level environmental lead exposure and children's intellectual function: an international pooled analysis. Environmental Health Perspectives, 113 (7): 894.

[19] Li X, Poon C, Liu P S. 2001. Heavy metal contamination of urban soils and street dusts in Hong Kong. Applied Geochemistry, 16 (11): 1361-1368.

[20] Li M S, Luo Y P, Su Z Y. 2007. Heavy metal concentrations in soils and plant accumulation in a restored manganese mineland in Guangxi, South China. Environmental Pollution, 147（1）: 168-175.

[21] Needleman H L, Riess J A, Tobin M J, et al. 1996. Blood lead levels and delinquent behavior. JAMA, 275: 363-369.

[22] USEPA. 2009. Exposure Factors Handbook.Washington DC: USEPA.

[23] Wang C L, Chuang H Y, Ho C K, et al. 2002. Relationship between blood lead concentrations and learning achievement among primary school children in Taiwan. Environmental Research, 89（1）: 12-18.

[24] Wang H L, Chen X T, Yang B, et al. 2008. Case-control study of blood lead levels and attention deficit hyperactivity disorder in Chinese children. Environmental Health Perspectives, 116（10）: 1401.

[25] WHO. 1997. Environmental criteria of lead. WHO, Geneva.

[26] Wcisło E, Ioven D, Kucharski R, et al. 2002. Human health risk assessment case study: an abandoned metal smelter site in Poland. Chemosphere, 47（5）: 507-515.

[27] Zhang J J, Hu W, Wei F, et al. Children's respiratory morbidity prevalence in relation to air pollution in four Chinese cities. Environmental Health Perspectives, 2002, 110（9）: 961.

[28] Zeger S L, Dominici F, McDermott A, et al. 2008. Mortality in the Medicare population and chronic exposure to fine particulate air pollution in urban centers（2000–2005）. Environmental Health Perspect, 116（12）: 1614-1619.

[29] Zhao Z, Zhang Z, Wang Z, et al. 2008. Asthmatic symptoms among pupils in relation to winter indoor and outdoor air pollution in schools in Taiyuan, China. Environmental Health Perspectives: 90-97.

[30] 白志鹏，余欢，燕丽，等. 2004. 室内涂料挥发性污染物的危害和排放规律研究. 国外建材科技, 25（4）: 8-10.

[31] 毕秋兰,劳秀荣,毕建杰,等. 2009. 荣成市蔬菜重金属污染现状及防控对策. 安徽农学通报,15(17): 112.

[32] 陈怀满, 陈能场, 陈英旭. 1996. 土壤—植物系统中重金属污染. 北京: 科学出版社.

[33] 陈玲玲, 王旗, 陈萍萍, 等. 2005. 河南省城市学龄前儿童血铅水平与相关因素分析. 中国工业医学杂志, 18（4）: 202-204.

[34] 崔旭, 葛元英, 张小红. 2009. 晋中市部分蔬菜中重金属含量及其健康风险. 中国农学通报,25（21）: 335-338.

[35] 王宗爽, 段小丽, 刘平, 等. 2009. 环境健康风险评价中我国居民暴露参数探讨. 环境科学研究,（10）: 1164-1170.

[36] 董元华, 张桃林. 2003. 基于农产品质量安全的土壤资源管理与可持续利用. 土壤, 35（3）: 182-186.

[37] 方凤满, 蒋炳言, 王海东, 等. 2010. 芜湖市区地表灰尘中重金属粒径效应及其健康风险评价. 地理研究, 29（7）: 1193-1202.

[38] 杜锁军. 2006. 国内外环境风险评价研究进展. 环境科学与管理, 31（4）: 193-194.

[39] 段小丽, 聂静, 王宗爽, 等. 2009. 健康风险评价中人体暴露参数的国内外研究概况. 环境与健康杂

志，26（4）：370-373.

[40] 段小丽，张文杰，王宗爽，等.2010. 我国北方某地区居民涉水活动的皮肤暴露参数. 环境科学研究，（1）：55-61.

[41] 黄铭洪，骆永明.2003. 矿区土地修复与生态恢复. 土壤学报，2：161-169.

[42] 黄清霄，周晓蓉，闫惠芳，等.2003. 环境铅污染对儿童认知功能和神经行为的影响. 中国预防医学杂志，2：25.

[43] 李可基，屈宁宁.2004. 中国成人基础代谢率实测值与公式预测值的比较. 营养学报，26（4）：244-248.

[44] 李静，俞天明，周洁，等.2008. 铅锌矿区及周边土壤铅、锌、镉、铜的污染健康风险评价. 环境科学，29（8）：2327-2330.

[45] 李兰芳，陈海珍，冼丽雯，等.2013. 广州市主城区饮用水中重金属含量及健康风险评价. 中国卫生检验杂志，23（6）：1557-1559.

[46] 李湉湉，颜敏，刘金风，等.2008. 北京市公共交通工具微环境空气质量综合评价. 环境与健康杂志，25（6）：514-516.

[47] 李伟芳，白志鹏，史建武，等.2010. 天津市环境空气中细粒子的污染特征与来源. 环境科学研究，（4）：394-400.

[48] 廖晓勇，陈同斌，武斌，等.2006. 典型矿业城市的土壤重金属分布特征与复合污染评价——以"镍都"金昌市为例. 地理研究，25（5）：843-852.

[49] 梁有信.2001. 劳动卫生与职业病学，4 版. 北京：人民卫生出版社.

[50] 刘晨书，李杏茹，张姗姗，等.2009. 北京大气颗粒物中一元羧酸的季节变化和来源分析. 中国环境科学，（7）：673-678.

[51] 荫士安，赖建强，朴建华，等.2007. 2002 年中国婴幼儿 4 个月内不同喂养方式. 营养学报，29（3）：222-224.

[52] 钱翌，刘峥延，杨立杰.2011. 青岛市蔬菜重金属污染及铅、镉健康风险评价. 中国农学通报，27（22）：176-181.

[53] 盛晓阳，许积德，沈晓明.2009. 中国 7 岁以下儿童正常体重和身高主要参数及估算公式. 中国当代儿科杂志，11（8）：672-674.

[54] 孙美侠，黄从国，郝红艳.2009. 江苏省徐州市售蔬菜和水果重金属污染调查与评价研究. 安徽农业科学，37（29）：14343-14345.

[55] 孙光闻，朱祝军，方学智，等.2006. 我国蔬菜重金属污染现状及治理措施. 北方园艺，2：66-67.

[56] 孙清斌，尹春芹，邓金锋，等.2013. 大冶矿区土壤—蔬菜重金属污染特征及健康风险评价. 环境化学，32（4）：671-677.

[57] 王世俊.1983. 铅的剂量与效应. 工业卫生与职业病，9（1）：52.

[58] 王舜钦，张金良.2004. 我国儿童血铅水平分析研究. 环境与健康杂志，21（6）：355-360.

[59] 王钊，韩斌，倪天茹，等.2013. 天津市某社区老年人 $PM_{2.5}$ 暴露痕量元素健康风险评估. 环境科学研究，26（8）：913-918.

[60] 王宗爽，段小丽，刘平，等. 2009. 环境健康风险评价中我国居民暴露参数探讨. 环境科学研究，(10)：1164-1170.

[61] 吴善绮. 2001. 环境铅污染对儿童智商的影响. 微量元素健康研究，18（2）：58-60.

[62] 徐龙. 2005. 儿童铅中毒防治手册. 北京：人民军医出版社.

[63] 杨卫芬，银燕，魏玉香. 2010. 霾天气下南京 $PM_{2.5}$ 中金属元素污染特征及来源分析. 中国环境科学，30（1）：12-17.

[64] 杨雪. 2010. 北京市大气颗粒物中持久性有机污染物的污染特征. 北京：中国地质大学.

[65] 于冬梅，翟凤英，王玉英，等. 2007. 对中国八省居民合理营养所需最低食物支出的估计和预测. 卫生研究，35（6）：759-761.

[66] 袁建新，王云. 2000. 我国《土壤环境质量标准》现存问题与建议. 中国环境监测，16（5）：41-44.

[67] 翟凤英，胡以松，姚崇华，等. 2007. 中国居民代谢综合征与脑卒中的相关性研究. 卫生研究，35（6）：756-758.

[68] 张红振，骆永明，章海波，等. 2009. 基于人体血铅指标的区域土壤环境铅基准值. 环境科学，30（10）：3036-3042.

[69] 张金良，何康敏，王舜钦，等. 2009. 中国儿童血铅水平及变化趋势. 环境与健康杂志，26（5）：393-398.

[70] 张民，龚子同. 1996. 我国菜园土壤中某些重金属元素的含量与分布. 土壤学报，33（1）：85-93.

第五章　铅暴露来源解析

近年来铅污染和铅中毒事件屡见不鲜，据统计，2009 年环保部共接报陕西凤翔等 12 起重金属污染事件，共致 4 035 人血铅超标；2010 年全国发生了 14 起重金属污染事件，其中有 9 起是血铅污染事件，2011 年 1—5 月发生了 7 起，全都涉及血铅问题；2012 年 2 月和 6 月广东韶关和连州市都爆发了血铅事件，这些铅污染和中毒事件给社会造成了极大的恐慌，给人们的健康和社会的稳定造成严重的影响。在这些血铅污染事件中，争论的主要焦点之一是污染来源和责任的归咎问题。有效应对儿童血铅污染事件，明确污染来源和责任，制定切实可行的长期防控对策，防患于未然，成为当前环境管理工作面临的主要问题之一。由于我国在铅污染的来源解析和暴露途径方面的研究基础相对薄弱，特别是人体暴露铅污染上，对人体血铅等的来源和暴露途径方面的研究相对较少，导致在涉铅污染事件中很难对企业污染、居住环境和生活方式等多种因素在影响人体血铅水平中的作用和确定主要的暴露途径等方面做出合理的解释，同时也很难及时在污染事件发生之后甄别污染源、认定经济赔偿责任主体，并采取有效的、科学的血铅污染防控对策。因此，我国急需对铅污染源进行解析，对其解析的方法也应当有一系列成熟的方法。

铅的源解析包括两个方面：一是环境介质（水、土、沉积物等）中铅的来源识别；二是人体中铅的暴露来源识别。污染物来源解析通常可以分为两个层次：一种是定性判断来源类型，即源识别（Source Identification）；另一种是在源识别的基础上，定量计算各种来源的贡献量，即源解析（Source Apportionment）。通常将二者统称为源解析（张长波等，2007）。

环境中铅的主要来源包括矿山开采、金属冶炼、汽车尾气（陈怀满，1996；杨卓亚，1993；Harrison，1981），对污染物来源进行判别较难。国内关于铅污染的源解析研究相对较少，主要关注和研究的方面是环境介质源解析，解析方法大多通过多元统计、计算机成图法、同位素示踪等方法实现对环境介质中铅的主要贡献源的解析（白志鹏等，2006，2007；于瑞莲等，2008a）。对于环境介质中铅的源识别可采用同位素指纹法、多元统计分析和地理空间分析方法等，而对于人体中铅的源识别可采用同位素指纹法并结合暴露途径分析。虽然对环境介质铅源解析有一定的研究，然而在人体血铅污染的来源分析和主要暴露途径方面，相关的研究和关注程度还相对较少，目前的研究还仅集中在大样本疾病调查数据分析基础上（钟堃等，2008）。在我国，由于科学发展和测试技术的限制，以往的工作大多局限于污染程度方面的研究，对环境中重金属污染的研究多为重金属的分布、赋存形态和生态环境危害与修复等内容，而对重金属污染来源的解析方面研究较少（于瑞莲等，2008）。近年来，国内外对环境（包括水、土壤、大气等）重金属源解析研究工作逐渐开展，也越来越重视和关注判定环境重金属污染来源的源解析方法。下面将从统计学方法、空间分析法和同位素示踪法的基本原理、方法介绍和应用及案例来进行铅污染和暴露来源解析方法的介绍。

5.1　统计学/模型推断方法

5.1.1　基本原理

　　统计学方法主要利用多元数理统计，如主成分分析、聚类分析、相关分析等进行污染源识别（Zhang 等，2008b；Franco-Uria 等，2009）。统计学方法就是用来研究变量之间的相互影响关系模型，可以定量描述某一现象和某些因素之间的关系，将各个变量进行预测、分类等相关研究。统计学方法通过使用 SAS、SPSS 等统计软件实现对污染来源的主成分分析、聚类分析和相关分析等。

5.1.2　方法介绍

　　统计学方法是运用多元统计分析方法研究元素的组合特征及分布规律，对重金属元素全量及各化学形态进行统计学分析和质量评价，有助于异常成因的解释推断，区分人为污染源和自然污染源。其缺点就是不能对重金属多源体系进行有效辨析，难以对污染贡献做出恰当的评价，样本需求量大。主要方法有：主成分分析、聚类分析和相关性分析等。

　　主成分分析是一种数学变换的方法，它把给定的一组相关变量通过线性变换转成另一组不相关的变量，这些新的变量按照方差依次递减的顺序排列。在数学变换中保持变量的总方差不变，使第一变量具有最大的方差，称为第一主成分，第二变量的方差次大，并且和第一变量不相关，称为第二主成分。依次类推，1 个变量就有 1 个主成分。

　　聚类分析是统计学中研究"物以类聚"问题的一种有效方法，它属于统计分析的范畴。聚类分析的实质是建立一种分类方法，它能够将一批样本数据按照它们在性质上的亲密程度在没有先验知识的情况下自动进行分类。这里所说的类就是一个具有相似性的个体的集合（如同一铅污染源），不同类之间具有明显的区别。聚类分析是一种探索性的分析，变量的聚类分析，采用层次式的判别方式根据个别变量之间的亲疏程度逐次进行聚类。我们所研究的样品或指标之间存在程度不同的相似性，于是根据一批样品的多个观测指标，具体找出一些能够度量样品或指标之间相似程度的统计量，以这些统计量为划分类型的依据。把一些相似程度较大的样品（或指标）聚合为一类，把另外一些彼此之间相似程度较大的样品（或指标）又聚合为另一类，直到把所有的样品（或指标）聚合完毕，这就是聚类分析的基本思想。

相关性分析是指对两个或多个具备相关性的变量元素进行分析,从而衡量两个变量因素的相关密切程度。相关性的元素之间需要存在一定的联系或者概率才可以进行相关性分析。相关性分析描述的是变量之间线性相关程度的强弱,最终用适当的统计指标表示出来。任何事物的变化都与其他事物是相互联系和相互影响的,用于描述事物数量特征的变量之间自然也存在一定的关系。变量之间的关系归纳起来可以分为两种类型,即函数关系和统计关系,在铅源解析中常用到的是统计关系。根据研究的目的不同,或变量的类型不同,采用不同的相关分析方法。常用的相关性分析方法有二元定距变量的相关分析、二元定序变量的相关分析、偏相关分析和距离相关分析。比较直接和常用的是绘制散点图,图形能直观展现变量之间的相关关系,也可通过计算相关系数来表现相关性,相关系数是衡量变量之间相关程度的一个量值,通过统计软件也可直接得出。相关系数取值为−1~1,0~1表明变量之间存在正相关关系,−1~0 表明变量之间存在负相关关系,相关系数的绝对值越大相关性越好。重金属元素之间的相关性,可反映有关元素之间的关联情况或污染来源(蔡立梅,2008)。通过 SPSS 软件可以计算各元素间的相关系数,并可对计算结果进行假设检验发现期间的相关性。如若相关性比较显著,可以认为两者之间存在相同的来源。

数据描述统计量可以初步对数据进行整理与分析,在数据处理之前要剔除特异值,由于特异值的存在会对变异函数具有显著的影响,因此计算变异函数前剔除这些特异值是十分有必要的。在对空间数据进行插值时,需要半方差函数的模型,而半方差函数的模型要求数据呈正态分布,否则会存在比例效应(王政权,1999)。分析采用 SPSS19.0 软件完成,半变异函数拟合、样点分布图和重金属含量插值图用 Arc GIS9.0 软件完成。变异系数是反映样品变异程度的一个统计量,能在一定程度上反映样品受人为影响的程度(谢小进,2010)。

5.1.3 应用

目前国内外学者研究水体污染源大都使用多元统计方法,而研究铅等重金属污染源仅有少数几位学者,均采用因子分析受体模型来分析污染源,很少有学者关注河流污染因子源解析的研究,对江河重金属的污染源解析的研究则更少。利用多元统计与地理统计相结合的方法对环境中污染物的分布规律和来源进行分析(Gil 等,2004;郑娜等,2009;Martin等,2006;Lark 等,2006),可以为污染溯源及空间迁移规律研究提供依据。

Krishna 等(2009)利用统计分析法中因子分析和主成分分析解析印度 Patancheru,Medak 区域地表水和地下水污染源,得到人类活动对该区域铅贡献较大。关小敏等(2010)主要应用多元统计的方法(相关分析、聚类分析、主成分分析、正矩阵因子分解)解析湘江重金属污染源,最后四种解析结果大致相似,初步确定了湘江"长株潭"主要污染源,结果表明湘江中"长株潭"段铅的污染较为严重,其主要来源于金属矿山冶炼、电力、化学原料及化学品制造、机械制造、造纸等工业。这为以后解析水体中重金属污染的源解析,确定水体重点污染区域，提出治理方案提供了一个科学依据。

李玉等（2006）运用主成分分析（PCA）评价了海洋沉积物中重金属污染来源，研究表明重金属主要有 3 个来源：工业排污、有机质降解、岩石的自然风化与侵蚀过程，其贡献率分别为 52.61%、17.37% 和 15.60%。Hakan Pekey 等（2004）应用多元统计法（因子分析，因子分析—多元线性回归）解析了河流表面水体痕量金属的污染源，首先用因子分析得到 4 类主要污染源，确定的主要因子占总方差的 83%，分别为油漆工业、城市污水、地壳本身含的重金属、道路交通，最后用因子分析—多元线性回归半定量分析出了每种源对单个重金属的平均贡献率。Zhou Feng 等（2007）将主成分分析、主成分分析—多元线性回归、旋转后的主成分得分与 GIS 技术相结合应用到香港海洋底泥重金属污染源解析，主成分分析解析的结果将污染源分为两大类（人为污染源和自然污染源），然后用主成分分析—多元线性回归对这两大类污染源进行定量分析，计算出这两大类污染源对香港海洋底泥重金属污染的相对贡献率，最后将每种源对单个采样点重金属贡献量用 GIS 技术直观地表达在图上。

乔胜英等（2005）通过土壤中重金属元素与主元素间的相关分析、聚类分析，表明 Hg 相对于其他元素表现较独立，S 对 Hg 有一定的捕获能力，As、Cr 和 Ni 是受控于成土母质的元素组合，Cd 和 Pb 是受人为污染影响较强的元素，Cu 来源于地质成因的比例较大，Zn 受控于土壤中锰氧化物黏粒。史贵涛等（2007）通过 Pearson 相关分析和主成分分析，推测出了是人类活动造成了公园土壤和灰尘中重金属的积累，其中最主要的污染源为工业和交通污染。

目前，统计学的方法主要应用在环境铅来源解析上，在人体铅来源解析上还较少涉及。

5.2　空间分析方法

5.2.1　基本原理

重金属污染具有明显的地域特征，不同的自然地理条件、社会人文条件所造成的重金属污染和来源问题可能千差万别。因此，在不同区域开展重金属污染来源和成因分析工作可能采取的方法就不一样，而应用空间分析法能在一定程度上表征不同地域的污染来源。

空间分析是基于地理对象的位置和形态特征的空间数据分析技术，其目的在于提取和传输空间信息。空间分析法包括地理空间方法和计算机成图法。地理空间方法是空间分析方法的主要方法，就是采用 Kriging 成图技术绘制污染元素及相关控制因素（如 pH、Eh 等）的等值线，寻找与其相关的污染源。计算机成图法也称 GIS 地理信息技术，是属于空间分析方法的一种辅助方法，利用计算机技术来绘制污染元素及相关控制因素（如 pH、Eh 等）的等值线，并填充不同浓度或颜色，寻找与其相关的污染源（Zhang 等，2008a；王学军等，2005），从而判断出导致污染分布异常的成因。

5.2.2　方法介绍

当一个变量呈空间分布时，称为"区域化"。而这种变量常常可以反映某种空间现象的特征，用区域化变量描述的现象称为"区域化现象"。在铅污染中研究的一些变量都具有空间分布的特点，而在区域内所有点或部分代表点中的样品数据的实测值就是一个区域化值，其相应的就是一个区域化变量，也就是该区域随机模型的一个实现，其实现的方式是通过 GIS、Kriging 成图等技术。在环境污染中，对于不同的区域，由于受污染源和风向等一些因素的影响，其污染来源也会呈现一定的地域性，且在空间分布上具有一定的连续性。因此，可以利用普通克里格插值法等联合使用 GIS 技术对污染空间分布进行分析及绘图，根据其与污染源的关系推断其铅污染来源。克里格插值是对离散变量进行连续无偏插值的可靠方法，插值结果可以直观地呈现出重金属元素的空间分布特征（汤国安，2006），对重金属进行空间内插值，最大搜索半径为每种元素相应的变程。将数据及其参数输入到 GIS 软件中，可以得到研究区域的重金属空间分布图。

空间分析方法的优点是能定性识别影响因素及污染来源，在源解析方面有一定的优势。然而，统计学方法和地理空间分析方法都很难定量识别铅的来源，而且这两种方法对样本数量和采样点的空间分布有较高的要求，均需大面积取样，工作量相对较大，在实际应用中受到一定限制（于瑞莲，2008b）。因此这两种方法主要应用在环境铅源解析中。近年来，由于同位素技术的快速发展和具有受后期地质地球化学作用影响小、易于测定等优点，其被逐步引入至环境污染识别过程中，尤其是在铅污染源识别方面。

5.2.3　应用

王学松等（2007）利用计算机成图法（对数正态分布图，Statistica 5.0 和 Origin 6.0 统计软件）在得到重金属含量数据后解析了徐州城市表层土壤中 Pb、Cu、Zn、V、Se 和 Ti 等重金属的来源，结果表明 Ti 和 V 主要来自土壤母质的分化，而 Pb、Cu、Zn 和 Se 等的来源则比较复杂，主要表现为人为因素作用。该方法的机理是未受人为作用的重金属含量的对数正态分布图为一直线，而污染重金属元素的对数正态分布图则存在 2 个或 2 个以上的拐点，揭示元素分别来自不同的总体，最终可以反映不同的重金属来源。最后利用对数正态分布图还获得了 Pb、Cu、Zn、V、Se 和 Ti 等元素的地球化学背景值，这为以后确定元素地球化学背景值提供了一种新的思路和方法。

目前使用空间分析方法进行铅污染源解析的较少，上面的统计分析案例中有结合空间分析法进行源解析。在人体铅暴露中使用空间分析法比环境铅源解析更少，Marie 等（2011）利用地理空间分析了航空汽油和北卡罗来纳州儿童血铅的关系，采用 GIS 绘制了航空汽油机场周围地区划定固定距离的儿童血铅分布图，结果显示生活在机场附近 500 m 的儿童血铅比其他儿童高，因此指出航空汽油是机场附近儿童血铅污染的来源。

5.3　同位素示踪方法

5.3.1　基本原理

元素示踪法是利用标志性元素如 S、C、H、O、Pb、Sr 等来示踪环境中污染物质的不同来源、污染范围、污染程度、释放通量、传输规律等，并进行半定量甚至定量区分以及定量评价人为活动释放污染物对环境质量的相对贡献和影响。不同的铅源具有不同的铅同位素组成，与金属迁移过程中的物理化学条件的变化没有关联，且铅同位素丰度高，同位素比值更稳定、更易于测定。利用铅同位素的"指纹"特征，只要测定出研究对象和各种可能源区的铅同位素组成，即可准确判定出污染源，达到有效治理的目的。

5.3.2　方法介绍

自然界中铅有 4 种稳定的同位素，分别是 ^{204}Pb、^{206}Pb、^{207}Pb、^{208}Pb，只有 ^{204}Pb 不是放射性产物，而其他 3 种分别是 ^{238}U、^{235}U 和 ^{232}Th 放射性衰变的最终产物，它们的丰度随时间不断增加，被称为放射产生的同位素（Dickin，1995），而 ^{204}Pb 至今没有发现它有放射性母体，可以认为其丰度是保持不变的。不同来源的铅的同位素丰度比不同，因此可以把铅的同位素丰度比作为一种指纹技术来研究铅污染的来源及其贡献，一般选择精度较好的 $^{206}Pb/^{207}Pb$ 和 $^{206}Pb/^{208}Pb$（Kurkjian，2002；Zheng，2004；Mukai，1993；Mukai，2001）。铅稳定同位素组成基本不受物理—化学变化过程的影响（或者影响很小），在地质形成后的次生过程中几乎不发生分馏，保留了污染源区特点，起到了地球化学"指纹作用"（Fingerprints）。因此铅稳定同位素比值是判断铅污染来源和途径的一个重要工具。

可以用来示踪物质来源和观测地球化学异常的地球化学指标很多，但在众多的地球化学指标中，铅同位素示踪跟其他指标相比很大的优越性：① 同位素体系与元素体系相比，具有更强的抗地质干扰能力和稳定性；② 铅同位素在不同块体的地壳和地幔之间的差异性比别的同位素体系大；③ 铅同位素有 3 个（或 3 个以上）的同位素比值，因此具有更高的分辨率；④ 目前已获得的同位素测量数据中，铅同位素要比其他同位素多得多，而且广泛分布于幔源、壳源物质与矿床中，分布面大，密度高，如在中国大陆，铅同位素数据已经累积在 6 000 个以上；⑤ 铅同位素由于其高的质量数，几乎不存在同位素分馏效应，这是其他同位素体系不能相比的。基于以上优势，铅同位素示踪技术已被普遍应用于地学研究领域。

铅同位素示踪技术在环境监测中的应用始于 20 世纪 60 年代，但直到 20 世纪 90 年代才被广泛用于研究环境中铅的来源变化，其中对大气颗粒物铅污染源的研究起步最早；直到 21 世纪初才逐渐被应用到城市土壤和沉积物中铅的来源解析中，如今已经发展到人体铅的源解析上。铅同位素示踪技术在环境中的发展概况如图 5-1 所示。

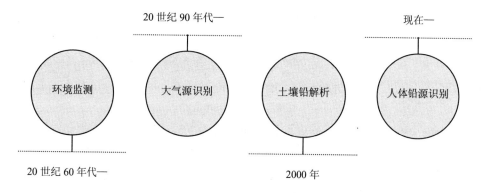

图 5-1　铅同位素示踪技术在环境中的发展概况

不同来源的铅同位素的组成存在一定的差异，因此可通过测定铅的四种稳定同位素比率来体现其不同来源，铅同位素的"指纹"特征可很好地应用于环境污染来源示踪研究中。根据铅同位素指纹分析，可以采用二源或三源模型解析每种污染源的贡献率。

二源模型：

$$\left(\frac{^{206}\text{Pb}}{^{207}\text{Pb}}\right)_S = F_1\left(\frac{^{206}\text{Pb}}{^{207}\text{Pb}}\right)_1 + F_2\left(\frac{^{206}\text{Pb}}{^{207}\text{Pb}}\right)_2$$

$$F_1 + F_2 = 1$$

三源模型：

$$\left(\frac{^{206}\text{Pb}}{^{207}\text{Pb}}\right)_S = F_1\left(\frac{^{206}\text{Pb}}{^{207}\text{Pb}}\right)_1 + F_2\left(\frac{^{206}\text{Pb}}{^{207}\text{Pb}}\right)_2 + F_3\left(\frac{^{206}\text{Pb}}{^{207}\text{Pb}}\right)_3$$

$$\left(\frac{^{208}\text{Pb}}{^{206}\text{Pb}}\right)_S = F_1\left(\frac{^{208}\text{Pb}}{^{206}\text{Pb}}\right)_1 + F_2\left(\frac{^{208}\text{Pb}}{^{206}\text{Pb}}\right)_2 + F_3\left(\frac{^{208}\text{Pb}}{^{206}\text{Pb}}\right)_3$$

$$F_1 + F_2 + F_3 = 1$$

上式中，F_1、F_2、F_3 是每种源对样品 S 中铅的贡献率（百分比），1、2、3 分别代表铅的三种来源，S 代表样品，括号内代表同位素指纹信息（原子个数比值）。应当指出，当铅的来源比较复杂，且没有 2～3 个占主导地位的源时，只用铅同位素指纹解析铅的来源非常难；此时需要结合其他元素的分布特征和其他统计学方法解析铅的来源。

国外在采用铅同位素指纹技术识别环境介质和人体内铅的来源上已经取得了较大的进展，而我国在这个方面特别是人体铅暴露来源解析方面还处于一个上升发展的阶段。现已将研究重点转向人体铅的来源识别和潜在暴露途径分析等方面，铅在多种环境介质中的迁移过程、机理也已经得到初步的研究。

5.3.3　应用

开展铅污染源解析研究，尤其是引入国际上研究热点——稳定同位素测试技术进行环境铅和人体血铅来源定量源解析技术的应用，可以有效地探索血铅污染的来源和暴露途径这一重大的疑问，进而为制定有效的污染防控对策提供技术支撑和理论依据。这是我国当前重金属污染防治工作中的重要的科技基础之一，具有重要的科技引导作用和巨大的社会意义。

5.3.3.1 环境铅的污染来源解析方法

目前，关于铅污染的源解析研究主要关注的是环境源解析，即对环境介质中铅的主要贡献源进行解析。在环境源解析模型方面，最早成形的是大气颗粒物研究，其早期发展起来的源解析方法主要采用两种数学模型：一是以污染源为研究对象的扩散模型（Diffusion Model）；二是以污染区域为研究对象的受体模型（Receptor Model）。其中扩散模型主要根据污染源的排放量、污染物理化性质、与排放源的位置关系，以及风速、风向等区域环境因素来计算各源对研究区域的影响程度，该方法受输入参数的影响较大，准确性不够。而受体模型是通过对受体样品和排放源进行物理、化学测定，定性识别有效污染源及其贡献率，该模型不依赖于排放源的排放方式、区域气象等参数，能有效地避开扩散模型所涉及的迁移过程的难点，因此逐步得到更为广泛的应用（Gordon，1988；戴树桂等，1995）。

来源解析方法中的铅同位素示踪法在青铜时代考古中早有应用，其研究基本原理是：由于地球上铜、锡、铅金属矿床在其形成的地质年代以及形成过程中环境物质中铀钍浓度条件方面的差异，其铅同位素组成亦各有差异，即铅的 4 种稳定同位素（^{204}Pb、^{206}Pb、^{207}Pb 和 ^{208}Pb）的含量比率各有特征；4 种稳定同位素在古代青铜业的一般冶炼、铸造等加热过程中不会发生分馏，与微量元素相比，可更好地保留原产地的信息（Pernicka，1992）。所以，通过比较青铜器样品和矿床的铅同位素分析数据，可以进行青铜金属原料来源的产地研究；同时，通过比较各个时代或时期青铜器样品的铅同位素数据，也可以了解不同时期、不同地区矿山开采利用的盛衰变迁，进而推动关于上古时代的有关研究（金正耀，2003）。

由于极地铅的本底值很低，对环境污染非常敏感，近年来示踪极地铅污染也成为全球气候变化研究的热点。朱赖民等（2002）从北极—冰—气相互作用的整体角度，应用铅稳定同位素最新成果，通过铅同位素混合模型计算、构造环境图解判定和源区参数计算，结合海水、冰雪、雨水和沉积物的铅同位素组成，示踪海洋大气气溶胶中工业污染的来源、分布释放和远距离传输规律。这对正确评价北极在全球变化中的作用和预测全球环境演变具有重要的理论意义。

高志友等（2004）应用铅同位素示踪原理研究了成都市的大气降尘铅同位素地球化学特征，结果表明，大气降尘铅同位素组成主要接近燃油铅，且部分落在燃油铅与燃煤铅之间，大气铅污染主要来自于机动车尾气排放及少量燃煤扬尘。常向阳等（2002）通过分析珠江三角洲部分城区汽车尾气、土壤、大气尘埃和气溶胶等的铅同位素组成，表明该地区铅污染主要来自于汽车尾气。陈毓蔚等（1996）对广州不同车辆汽车尾气沉淀物的铅同位素组成分析表明，汽油燃烧产生的污染铅具有较低的 $^{206}Pb/^{204}Pb$、$^{206}Pb/^{207}Pb$、$^{208}Pb/^{204}Pb$。以 $^{206}Pb/^{207}Pb$ 值比较，广州汽车尾气污染铅明显区别于美国（1.205）、加拿大（1.14～1.15）

和澳洲（1.34），而且与珠江三角洲的铅同位素背景值明显不同。

Zhu 等（2001）20 世纪末对珠江三角洲的大气飘尘、气溶胶和土壤进行了铅同位素地球化学研究，根据铅同位素的背景值、汽油铅的同位素组成特征，以及工业排放的铅同位素组成特征，结合所采样品的化学成分（SiO_2、Al_2O_3、K_2O、SO_3 等）对广东佛山、广州和大沥地区的铅来源进行了逐一分析，进一步示踪了样品是来源于工业排放还是其他途径排放。

在铅污染来源解析中，铅同位素的指纹可以给出可能的铅的来源及传播路径。然而，由于各地区在地质结构、地质年龄和矿物质含量上存在差异以及各地降水分布的不同，不同地区的铅同位素组成差异。而动植物体内的铅等大部分来自于环境中，其铅同位素组成也具有地区标志（郭波莉，2007）。因此，铅同位素丰度比也可判断动植物的产地，由此溯源到食品产地。

随着环境污染的加剧和食品安全问题的日益严重，铅同位素分析法在食品污染源解析上也具有广阔的应用前景（赵多勇，2011）。目前食品铅超标问题引起了社会各界的广泛关注，国内外学者纷纷采用该技术探讨蔬菜、茶叶等食品中铅的污染来源问题。利用铅稳定同位素分析葡萄酒的污染源也得到了应用。葡萄酒中铅的污染来源随着时间推移不断发生变化，主要包括大气、土壤、农药、化肥、添加剂、加工设备、酒瓶和瓶盖等。Mihaljevic 等（2006）研究了葡萄酒与葡萄园土壤中 $^{206}Pb/^{207}Pb$ 比值，结果表明，工业密集区所产葡萄酒 $^{206}Pb/^{207}Pb$ 为 1.178 ± 0.004，农区所产葡萄酒 $^{206}Pb/^{207}Pb$ 为 1.176 ± 0.007，二者与大气颗粒物的 $^{206}Pb/^{207}Pb$（$1.17\sim1.19$）很接近，与过去被汽车尾气所污染土壤的 $^{206}Pb/^{207}Pb$ $1.147\sim1.168$ 显著不同，说明葡萄从大气中吸收的铅比植物根部从土壤中吸收得多。但是葡萄酒的来源和加工工艺等不同，其铅同位素特征也会存在差异，因此葡萄酒中的铅来源分析相对比较复杂。

另外，由于大气沉降和工业废水或泄漏事故，而水生动物和底栖动物暴露于这些环境中，使得水产品铅污染源解析也变得十分重要。从目前研究来看，利用铅同位素法解析水产品组织中的铅污染来源是一条有效的途径。Spencer 等（2000）以鱼体为研究对象，对水体铅污染物来源进行了探索，结果表明，卡内欧西水域的鱼体器官同位素特征值包含了该水域人类活动污染源信息和相邻海域同位素特征信息，表明该海域鱼体受到多个污染源污染。然而，对于肉、乳、皮蛋制品等铅污染较为严重的食物还没有进行铅污染源解析，应尽量利用铅同位素比值法对这些食物的铅污染源进行解析。

国外很早就开始采用铅同位素指纹技术和其他方法识别环境介质和人体内铅的来源，但目前我国主要是在利用铅同位素指纹特征解析环境介质铅来源方面取得了一些进展。以往在大气颗粒物及气溶胶铅源解析方面开展了较多的研究（Wong，2003；Chen，2005；Sun，2006；Duzgoren-Aydin，2007），河口和湖泊沉积物铅源解析也受到了关注（Lee，2008；Zhang，2008；Hao，2008）。后来研究人员也陆续对大气、水、土壤等各种环境介质进行来源解析。在这些研究中虽然同种物质（介质）在不同的地区间分布时，铅稳定同位素特征各异，但是在同一地区内同种介质中的铅稳定同位素还是具有一定的相似度的。因此，同一地区内仍可以通过不同介质间的铅稳定同位素特征进行源识别。

（1）大气

大气沉降是造成我国重金属污染事件（特别是血铅事件）的一种主要途径。大气污染的一个显著特征是区域的跨界传输问题，重金属污染物通过大气传输过程可能在更大尺度实现转移，并借助大气的干湿沉降影响其他环境介质。因此，大气重金属污染源解析对重金属污染控制具有重要意义。大气中的铅主要存在于颗粒物中，且大气中的铅来源多样。主要有燃煤排放、有色冶金（原料和加工业）、其他工业排放、机动车尾气、土壤扬尘等。大气铅浓度和颗粒物铅含量的测定可以反映铅污染的水平，但是难以区分铅污染的来源（李文君，2001）。

铅同位素示踪最早用于大气颗粒物铅污染源的研究，Chow 和 Johnstone 早在 1965 年就在《科学》杂志发表论文，介绍采用铅同位素指纹技术识别出了洛杉矶盆地气溶胶和降水中铅的来源，发现大气和降水中铅的主要来源为含铅汽油的燃烧。自 20 世纪 80 年代以来，铅的同位素丰度比技术广泛应用于大气颗粒物样品的监测和解析铅的来源变化。Shotyk 等（1998）采用铅同位素指纹技术，通过雨养泥炭沼泽档案库，反演了近万年来大气沉降铅的来源。北美汽油和煤的铅同位素组成测定表明，大气中两种重要的铅来源——汽油铅和燃煤铅的同位素组成有明显的差异，可以用来示踪和鉴别大气环境中的铅污染源（Chow，1972）。经过对悉尼地区的气溶胶和汽油样的铅同位素分析，发现这阶段气溶胶的铅同位素组成出现了 4%的规则变化，反映了至少有三种不同来源的铅进行了不同比例的混合。研究表明（Chiardia，1997）：虽然从 1986 年悉尼开始使用含铅汽油到 1994 年开始使用含铅量降低了 25%的汽油，悉尼空气中的铅含量下降了 75%，但是汽油铅仍占城市大气铅来源的 90%。用铅同位素技术示踪澳大利亚北部地区的大气飘尘的铅来源表明，矿床铅是当地大气飘尘的主要的铅来源（Munksqaard，1998）。

陈好寿等（1998）测定了杭州地区工业和民用燃煤及其残余物（煤灰、煤渣）和汽车尾气残余颗粒物的铅同位素组成。结果表明，杭州汽油铅完全落在北美汽油铅区域内，杭煤比北美煤放射成因铅要低一些，这与煤的产地有关，但还是能与本地汽油铅区别开来，完全可以示踪和鉴别大气环境的污染源，这为定量评价铅污染和治理大气铅污染提供了科学根据。

王婉等（2002）对北京冬季大气颗粒物研究过其铅的同位素组成和来源，发现大气中铅污染的来源多样，主要是燃煤飞灰、工业排放和含铅汽油。受季节变化和气象因素如风向、风速、温度、湿度以及一些异常天气状况的影响，所采集的大气颗粒物样品中铅的同位素组成比会有一定的变化（2%～5%）。如果大气颗粒物的 $^{206}Pb/^{207}Pb$ 下降，则表明加铅汽油的贡献增大；$^{206}Pb/^{207}Pb$ 值趋高，则可认为燃煤飞灰和土壤扬尘的贡献增大。Br 是汽油中铅添加剂的指示元素，Ti 可以代表土壤扬尘和燃煤飞灰的贡献，因此用特征元素法也就是 Br/Ti 值可指示两种铅来源的相对重要性。Mukai 等（1993，2001）分析了北京、大连、哈尔滨等地大气颗粒物中的铅浓度和同位素丰度比的特征，指出了我国城市铅污染来源多样，如北京铅污染来源有加铅汽油排放、燃煤飞灰和工业排放。北京市 1998—2006 年实施汽油无铅化后，加铅汽油排放不再是铅的主要污染源，但铅的浓度仍然居高不下，2001 年和 2002 年的均值分别是 0.32 μg/m³ 和 0.33 μg/m³，可见北京市铅污染的形势依然严峻。前期研究（Winchester，1984）表明铅主要存在于空气动力学直径小于 2.5 μm 的细颗粒物（$PM_{2.5}$）中。

由于受气象因素和季节变化的影响，对于一个大气采样点位，各种铅来源的贡献会有变化，大气颗粒物样品的铅同位素丰度比因而也会有变化。进行聚类分析则可以使组内样品的相似性和组间样品之间的差异性更加明显，有利于找出样品集合的内在规律性。李显芳等（2006）用石英滤膜连续采集了北京 12 个 $PM_{2.5}$ 样品，分析测定了无机多元素、OC、EC 和铅同位素丰度比；并对样品进行聚类分析，结合气象信息讨论了分组结果，描述了 2003 年春北京市的 2 个大气铅污染过程：2 个污染过程均表现出铅含量高、$^{206}Pb/^{207}Pb$ 丰度比低的特点。利用相关性分析得出 Al、Ca、K 等地壳元素的含量与 Pb 的含量负相关，表明土壤尘对铅的贡献不大。比较 Pb、As、Zn、Se 和 Al、Ca 等地壳元素含量的相关性，2 个铅污染过程是由有色冶金排放和燃煤排放共同主导的。而在铅污染过程中，燃煤排放贡献增大，有色冶金排放贡献下降。结果表明：汽油无铅化以后，北京市春季大气颗粒物中的铅主要来源于有色冶金排放与燃煤排放。这也印证了自从汽油无铅化以后，汽车尾气不再是大气颗粒物中铅的主要来源（Zheng，2004）。而北京市 1998—1999 年冬季数据（王婉，2002，2003）中表现出铅含量与同位素丰度比（$^{206}Pb/^{207}Pb$）的负相关，得出加铅汽油汽车尾气排放是一个重要的来源，说明其铅源会在一定的时期发生一定的变化。

燃煤排放中铅的含量变化范围较大，火电厂燃煤飞灰中铅的含量很低（12～31 μg/g），工业锅炉和民用燃煤灰中铅的含量较高（2 311 μg/g 和 6 364 μg/g）（张晶，1998），$^{206}Pb/^{207}Pb$ 丰度比为 1.136～1.205（Zheng，2004）。在前期测试中 2 个燃煤灰样品的丰度比值分别为 1.172 和 1.175，3 个土壤标样的丰度比值分别是 1.201、1.170 和 1.142（王婉，2002），表明我国燃煤排放和土壤尘的同位素丰度比一般大于 1.16，处于高侧。有色冶金工业排放的铅含量可以高达 10 000 μg/g（张晶，1998），我国铅矿石的丰度比为 1.081～1.176（Chow，1995）。目前工作表明有色冶金排放具有铅含量高和丰度比较低的特点（刘咸德，2004）。综合铅含量和同位素丰度比，可以推测在汽油无铅化以后，北京市春季大气颗粒物中的铅主要来源于有色冶金排放与燃煤排放（王婉，2003），其中前者的含量较高、丰度比较低，后者含量较低、丰度比较高；两者的贡献消长变化表现为大气颗粒物中铅含量与丰度比负相关。

（2）水

水是重金属污染扩散的主要途径，地表水、地下水和饮用水等都有一定程度的重金属污染。水中的重金属能通过消化道和皮肤进入人体内，对人体健康产生威胁。目前，对水环境污染源解析较少，水环境重金属污染源解析还处于探索阶段。

路远发（2006）利用同位素示踪法研究了杭州西湖与运河沉积物铅同位素组成，结果表明西湖沉积物上部受到了现代人为的铅污染，顶部 10 cm 污染较严重，西湖铅污染主要来源于汽车尾气；运河（杭州段）0～30 cm 的沉积柱中的 $^{206}Pb/^{207}Pb$ 和 $^{208}Pb/^{206}Pb$ 与西湖表层沉积淤泥的铅同位素组成一致，表明运河沉积物存在显著的铅污染；对比表明，运河铅污染也主要来自汽车尾气，同时煤铅可能也有一定的贡献。

英国科学家 John G. Farmer 和同事（1996）通过对苏格兰滨海湖泊 Loch Lomond 河沉积物的深入研究，极其详细地对沉积物中铅同位素丰度比 $^{206}Pb/^{207}Pb$ 进行描述，指出了在 1630 年以后，人为引入的铅有明显增加的趋势。特别是 1929—1991 年，铅同位素丰度比日趋降低，这主要是由于含铅汽油的投入使用。在这一时期形成的河底泥芯铅污染总量占 1630 年以来全部铅污染总量的 19% 以上。到 1955 年，来源于工业和家庭活动的铅的沉积已经占据绝对优势。

（3）土壤/尘

土壤是环境中铅等重金属的主要蓄积场所，同时土壤中的铅等重金属可能通过农产品进入食物链威胁人群健康。铅作为五毒元素（Pb、Hg、Cd、Cr、As）之一，因其具有非生物降解性和较长的生物半衰期（bio-logical half-lives for elimination），以及通过食物链累积可影响人类健康的特性（Raghunath，1997），引起了世界的广泛关注。同时，城市环境中铅来源广泛，如汽车尾气排放、燃煤飞灰以及各种工业生产活动等。为了有针对性地治理城市环境中的铅污染，对其来源的研究就显得格外重要。

清洁背景环境中土壤样品的铅含量很低，一般为 10～40 μg/g（刘东生，1985），$^{206}Pb/^{207}Pb$ 丰度比为 1.142～1.201（王婉，2002）。吴龙华等（2009）通过对小冶炼厂周边区域土壤中的 4 种铅稳定同位素的含量进行分析，表明土壤样品 $^{206}Pb/^{207}Pb$、$^{208}Pb/^{204}Pb$ 和 $^{206}Pb/^{204}Pb$ 与铅浓度的倒数，$^{206}Pb/^{204}Pb$ 与 $^{208}Pb/^{204}Pb$ 都呈显著的线性正相关，这些关系符合二元混合模型，由此可以推断土壤铅主要源于人为排放和土壤母质。Rabinowitz（2005）对美国几个州冶炼厂附近土壤样本中的铅同位素组成进行了分析，结果表明，虽然铅冶炼厂已经关闭多年，但目前旧址附近土壤中的铅仍是当初冶炼厂污染所造成的。Bacon 等（2005）通过对土壤剖面进行铅同位素组成分析，探索空气中铅与土壤铅的相互作用，发现在含铅汽油使用之前，人为造成的空气中的铅就已经开始向土壤中沉积并迁移，其中垂直迁移距离已达到 30 cm 以上。美国地质调查局（USGS）（2005）在对科罗拉多州的部分土壤样品和几种环境样品中的铅同位素组成进行测量和分析时，通过建立二元混合模型和三元混合模型，对土壤中的铅的来源进行了定量解析。

Wong 和 Li（2004）研究了香港土壤铅污染及其来源，发现道路两侧表层土壤铅含量显著升高，其铅同位素指纹特征与燃油相似。Chow 于 1970 年在《自然》杂志上发表了有关利用铅同位素指纹技术解析道路两侧土壤和植物中铅来源的论文，表明道路两侧表层土壤（0～15 cm）与表层以下土壤的铅同位素指纹特征不同，表层土壤、植物、含铅汽油的铅同位素指纹特征相似，因而推断表层土壤中过量的铅以及植物体内的铅主要来源为含铅汽油。长春市汽油的铅同位素平均组成与燃煤铅同位素平均组成有很大的区别：汽油铅同位素平均组成与公路两旁土壤中的铅同位素平均组成基本一致，说明长春铅污染来自汽车尾气的排放；燃煤铅同位素平均组成与电厂旁土壤中的铅同位素平均组成基本相近，说明电厂旁土壤铅的污染来自燃煤的排放（王铁夫等，2005）。

杨忠平等（2008）运用铅同位素示踪技术追踪长春市中心城区土壤铅的污染来源，结果表明：长春市表层土壤已经受到一定程度的铅污染，铅含量变化大，受到一定程度人为源输入的影响，长春市中心城区土壤铅污染主要来源于以热电二厂为代表的工业燃煤排放和历史汽车尾气残留，而与当前汽车尾气排放关系不大；建筑尘也在一定程度上对城市土壤产生了影响。

AI-Rajhi 等（1996）研究发现，沙特阿拉伯 Riyadh 市室内灰尘和室外街道尘中 Pb 等重金属的含量主要来自于汽车尾气排放。通过元素相关性分析和主成分分析，印度 Delhi 街道灰尘中的铅主要来源于不同污染源排放的废气（Anju D K，2003）。高博等（2011）对北京城区道路尘土中的铅含量及其同位素丰度比进行了分析测定，运用铅稳定同位素技术对北京市城市道路尘土中的铅污染可能来源进行了示踪研究，结果表明北京尘土中的铅污染主要受燃煤排放和有色冶金排放的影响；同时机动车尾气排放对其铅污染的影响也不容忽视，这对城市环境铅污染控制和治理提供了基础数据和科学依据。

杨忠平等（2010）剖析了长春市城区近地表灰尘中重金属的污染来源，结果表明，长春市城区近地表灰尘中铅的含量显著高于研究区域表层土壤中的含量，说明受到一定程度人为源输入的影响。通过主成分分析法结果表明：铅主要起源于交通污染，主要是汽车尾气。李小飞等（2013）研究了福州市公交枢纽地表灰尘中重金属的来源，用主成分分析法处理的结果也表明铅来自交通运输过程。随着城市社会经济的发展，长春市土壤已受到一定程度的铅污染，但是对其同位素组成特征及污染来源的研究报道很少，仅王铁夫等（2005）做过一些研究，且其研究所涉及的端元物质仅有汽油和燃煤两种，样品数量较小，不能完全满足分析长春市铅污染源的要求。

（4）食物

农产品中污染物可以通过食物链传递，可能对人类身心健康产生潜在危害，重金属残留是农产品中常见的问题之一，近年来农产品安全问题受到广泛的关注。采矿冶金、大气沉降、污水灌溉、污泥农用和固体废物随意处置等因素导致大量重金属进入农田生态系统（戴树贵，2005；姜利兵，2007），农作物不仅可通过根系从其生长的土壤中富集重金属，而且可通过茎叶从大气中吸收重金属（孙铁衍，2001）。然而，目前对农田蔬菜的评价主要关注土壤中重金属的含量和形态，对蔬菜内的重金属的来源缺乏足够的研究（Kachenko，2006；Wang，2006）。

Manton 等（2005）通过 $^{208}Pb/^{207}Pb$、$^{206}Pb/^{207}Pb$ 的比例关系分析，探索性研究了美国食物中的铅来源，最终的结论是食物中的铅可能主要来源于室内飞尘，仅有很少一部分来自农业种植过程中。

茶叶中可富集大量的铅，且茶叶中铅与土壤铅具有很密切的关系。但土壤对茶叶铅污染有一定的贡献，大气降尘等也对茶叶铅污染也有贡献。Jin 等（2005）研究表明，茶叶中铅并非仅仅来源于土壤，还来源于一些非土壤因子的污染源，如汽车尾气和工业活动等。目前茶叶中铅污染源解析还不够深入，需做进一步研究。郦逸根等（2008）对西湖茶园土壤、茶叶、城区燃煤、大气气溶胶和汽车尾气等污染源同位素特征进行了分析，结果表明：清洗后的茶叶铅含量显著降低，但铅同位素组成不发生明显变化，茶叶中的铅与大气降尘中的铅同位素同源，说明该地区茶叶铅污染主要来源于大气。燃煤和汽车尾气排放物通过大气降尘或被茶树吸收或附着在茶叶叶面，是茶叶铅污染的重要原因。

谷物食品受铅污染的严重程度与当地的土壤和大气等环境因素密切相关，不同谷物对铅的吸收能力不同，不同的谷物部位如籽粒、秸秆、稻壳等在生长过程中对铅的富集能力也不同。Bi 等（2009）研究了中国西南地区某锌冶炼厂附近种植的玉米中铅的分布和来源，通过比较分析铅同位素特征值发现，玉米叶面和籽粒中的铅主要通过叶面途径吸收了大气中的铅，根茎部分的铅则主要来源于根部吸收。谷物在收获后，尤其是在储藏和加工过程中受到的重金属污染不容忽视。在农村，很多农户将小麦或稻谷等谷物堆放在打谷场或马路上晾晒，这将会导致收获后的小麦、玉米和稻谷等谷受到大气污染和扬尘污染。Zhao 等（2004）研究了英国 233 个大麦和 250 个小麦籽粒中铅的浓度，表明小麦籽粒铅含量最高可达 1.63 mg/kg，大麦中最高含量为 0.48 mg/kg，小麦在收获和储藏过程中受到铅污染比较严重。谷物中铅的最初来源可能大部分来自大气降尘和加工储藏中的表层污染，铅从土壤中转移至植物组织的量很有限，且转移的量与植物种类、环境条件等因素有很大的关系。

胡忻（2009）采集了南京市栖霞山铅锌矿附近农田中 6 种蔬菜和相应的根际土壤，测定了蔬菜（根系和茎叶）和根际土壤样品中铅、镉、铜和锌含量以及铅稳定同位素比率。结果表明，土壤受到铅、镉和锌污染，其中镉是最重要的污染物；蔬菜根系和茎叶中铅、镉、铜和锌含量具有明显的种属特异性；与《食品中污染物限量》（GB 2762—2005）、《食品中铜限量卫生标准》（GB 15199—1994）和《食品中锌限量卫生标准》（GB 13106—1991）中的阈值相比，蔬菜中的铅、镉和锌含量超标严重。铅稳定同位素比率表明，蔬菜的铅稳定同位素比率与土壤中的明显不同，因而土壤不是蔬菜富集铅的全部来源，大气可能是其重要来源之一。研究证实，采矿冶金等易于导致附近区域重金属污染（Yan，2007；Sonke，2008），从而可以确定采样土壤和蔬菜受到采矿污染。文献（Harrison，1989；Temmerman，2004）已证实，植物可通过叶片吸收大气中的重金属，可以推测大气沉降和植物叶片吸收对农作物重金属富集有重要作用。至于大气中铅通过叶片途径的贡献率及其在植物体内的运输途径有待于进一步研究。

（5）其他

树木年轮中铅同位素可以示踪重金属污染来源，经过测得路易斯安那州南部牛轭湖口 7 个树木年轮中铅同位素比率，得到 $^{206}Pb/^{208}Pb$—$^{206}Pb/^{207}Pb$ 图表是一条直线，表明铅是来自污泥和自然铅两种源（Marcantonio，1998）。经过进一步研究发现，其铅污染与该地区70年来石油冶炼的污水排放记录相吻合。而Tommasini等（2000）则发现Firenze地区树木年轮中铅的同位素组成在 $^{206}Pb/^{208}Pb$—$^{206}Pb/^{207}Pb$ 图表上与该地区大气颗粒物中铅的同位素保持一致性。Carignan等（2005）研究了法国生活垃圾焚烧灰渣中的铅同位素，结果发现不同地区的样本具有不同的铅同位素比值，而其最终变成飞灰或者废气，且城市生活垃圾焚烧厂与钢铁厂排放物的 Pb 同位素指纹特征相似。公交车空气滤尘与城市生活垃圾焚烧厂、钢铁厂等污染源的铅同位素组成相似，显示其城市源的污染特征（章骅，2012）。

　　另外，一些铅同位素数据的图示法在环境源解析方面的研究方面也取得了一定的进展，尤其是 $^{206}Pb/^{204}Pb$ 与 $^{208}Pb/^{204}Pb$ 比值的引入可识别出更多的潜在污染来源（Ellam，2010）。但是现在研究的重点仍在大气、土壤等环境介质来源解析方面，在人体铅的环境来源和暴露途径方面的研究相对较少。建议今后的研究应更多地集中在人体铅调查方面，尤其是将更高精度的铅同位素测试技术应用于生物样品的检测等方面。

表 5-1　铅同位素研究进展（环境介质的源解析）

研究人员	主要研究内容	文献来源
路远发	西湖与运河沉积物铅同位素组成	《地球化学》，2006
杨忠平等	长春市城区土壤铅污染主要来源	《吉林大学学报》，2008
吴龙华等	冶炼厂周边区域土壤中同位素的含量，源于人为排放和土壤母质	《环境科学》，2009
Rabinowitz	美国几个州冶炼厂附近土壤样本中的铅同位素组成，源于当初冶炼厂	*Science of the Total Environment*，2005
Bacon 等	土壤剖面进行铅同位素组成分析，探索空气中铅与土壤铅的相互作用	*Geochimica et Cosmochimica Acta*，2005
USGS	科罗拉多州的部分土壤样品和环境端元样品中的铅同位素组成进行测量和分析	*USGS*，2005
Ellam	铅同位素数据的图示法在环境源解析方面的研究	*Science of the Total Environment*，2010

5.3.3.2　人体铅的暴露来源解析方法

　　铅是普遍存在的多用途的重金属，是研究最多的环境污染物。铅的高暴露会损害所有的器官和器官组织，特别是中枢神经系统和肾脏血细胞。由于控制措施和政策（特别是含铅油漆，含铅汽油的禁止），虽然环境中铅的浓度有了相当大的下降，但是环境铅暴露仍然是一个重要的公共健康问题。

　　铅没有安全的暴露水平，一些研究显示了低剂量下，甚至是低于确定的血铅活性限值100 μg/L 下的效应；这个干预水平不应该作为一个铅危害效应的临界值。这些有害的影响涉及认知和神经行为的不足、低 IQ、精细动作技能和广泛的危害。由于与环境更多的接触

（手—口行为）、高吸收率和神经系统的生长，儿童对铅更敏感。

最近，欧洲食品安全处（EFSA）确立了一个基准剂量：每增加 12 μg/L 的铅，其 IQ 值下降一个单位，低于临界可以防护其神经发育毒性。在一些国家，有许多复杂的铅暴露来源（如矿区活动，含铅汽油存留在空气中的污染，工业排放，化妆品等）。另外，在法国和美国的非工业环境中，含铅油漆被认为是儿童血铅含量最初的铅来源。法国公共健康监督所（INVS）开展了一项涉及 3 800 个儿童的全国性的调查，来评估普遍的儿童铅中毒。

目前，由法国建筑研究中心（CSTB）协调的一个环境调查在那些参加了全国调查的 500 个孩子的家中进行，这项全国调查的目的是确定当前血铅浓度的决定性因素，估算出法国儿童血铅的几何均值为 15 μg/L，高血铅（＞100 μg/L）的普遍性在 0.11%。现在的一些关于这些法国儿童低血铅值的知识是有必要进行更新的（Oulhoted，2011）。中度血铅值（＜100 μg/L）正逐渐成为一个不断发展的公共健康问题，因为它不存在安全的暴露水平。所以，对低暴露的铅的来源进行解析激起了很大的兴趣。在法国对铅暴露源途径的解析是基于当前儿童的行为、家庭的观察和环境中铅含量的确定，比如油漆、尘土、土壤和水。除了这些标准的方法外，还需要新的技术来对低血铅进行暴露的来源解析，特别是在一些欧洲国家，像环境健康服务中的筛选活动就可能将血铅值考虑在低于当前的限制水平 100 μg/L。

在个体途径调查中，铅同位素比值法（LIR）可能是一个有用解析其暴露来源的方式。神经学研究已经确定了同位素标记法对矿区和家庭铅暴露来源解析的有用性。但是在有限的地区评估低血铅的来源是很困难的：① 当潜在的来源很少，同源性很清楚时，同位素比例法很可能会成功；② 一些研究表明，当血铅值低于 50 μg/L 时，用铅同位素比值法（LIR）测得的结果可能是非决定性的，血里的铅同位素剖面易受环境暴露中相关小变化的影响；③ LIR 可以提示暴露来源，但用于预防当前血铅这一目的的有效性具有不确定性。

Oulhote 等（2011）采集了血样和环境样本，用四极杆 ICP-MS（电感耦合）分析同位素比例，为了确定铅暴露来源，对儿童血液中和在家庭收集的环境样本中标记的同位素进行对比。通过对比在 95%置信区间中的 4 种同位素的比例，利用不确定性分析（三个重复检测的两个标准偏差），确定血 LIR 和潜在源 LIR 之间是否存在重叠，从而评价血铅和潜在暴露源之间的兼容性。通过计算每个儿童家庭和每个 LIR 的辨别因子 DF，筛选每个家庭最显著的 LIR。DF 的目的是，通过在家庭源和同位素比例检测中的不确定性分析，对比同位素标记法变异性大小，确定 LIR 方法是否可行。其中：

$$DF = V_s / U_a \qquad (5\text{-}1)$$

式中：V_s —— 不同家庭内样本之间的变异性，定义儿童家庭环境样本中 LIR 的变异系数，它解释了家庭内不同暴露源 LIR 的变异性；

U_a —— 不确定性分析（儿童家庭每个环境样本的 LIR 重复测定三次的相对标准偏差的平均值）。

当 $DF \leqslant 1$ 时，LIRs 不能确定暴露来源，因为不同源之间同位素标记的变异性与不确定性分析有相同的大小顺序。当 LIR 可以至少排除一个潜在暴露源时（浓度高于设定的临界浓度），LIR 是可利用的。实际上，因为避免了不必要性和在住宅区进行有害的清除工作，排除一个暴露源与确定一个暴露源同样重要。当一个单一的暴露源可以被确定，也就是说只有一个潜在暴露源的浓度高于担心的浓度、LIR 与血铅浓度兼容时，浓度和 LIR 的利用就足够了，当从同一个房间里采集的灰尘样本和油漆样本的同位素分析与血液中的分析是兼容时，那么这个暴露源就可以被确定（比如说是油漆，单一源），这也同样适用于户外广场和家庭的灰尘（单一的室外广场源）。

在接受调查的 484 个儿童中，有 125 个儿童的血铅 $\geqslant 25$ μg/L（假设人群的几何均值为 35 μg/L）。125 个儿童中有 25% 的儿童在他们的家里没有明确的潜在暴露源（所有收集的环境样本的铅浓度均低于担忧的浓度）。

结果表明灰尘、广场和水样中同位素标记有很大的差异，同样广场和油漆之间也有很大的差异。对整个收集样本的统计分析目的在于验证，给每种源分配一个特定的同位素标记的可能性，达到利用 LIR 解析儿童血液铅的暴露来源的最终目的。但是，由于 LIR 在不同源之间的重叠，给定分布较宽的值很难给每种类型的源确定一个特别的同位素标记。因此，通过简单的血 LIR 和典型的，及一种类型源预先定义的 LIR 之间的对比分析，不能确定儿童的铅暴露。这就强调了需要对每个儿童进行特别分析评估的必要性，从而需要从他们的居住环境中收集环境样本，与血铅的 LIR 进行对比。

利用铅浓度检测和 LIR 识别暴露源的结果表明，对那些血铅值 $\geqslant 25$ μg/L 的儿童，有 17.5% 的儿童仅通过（环境样本）浓度就可以表明一个单一的暴露源。通过家庭建筑的年代和血铅浓度对结果进行分级，看不出很大的差异。无论能否确定一个单一的暴露源，血铅浓度差异并不大（对体重进行 T 检验，$P = 0.5$）。确定了一个单一来源的儿童中，有各种确定的来源。对确定了单一来源的儿童而言，作为暴露源，油漆、灰尘、水、土壤和不寻常的来源分别占了 7%、37%、5%、49% 和 1%。当确定了铅污染的一个单一源时，对比确定的来源种类，儿童的血铅差异很大（$P = 0.04$）；当灰尘、油漆、水、土壤和不寻常来源分别作为一个单一的污染源时，血铅的几何均值为 30 μg/L、36 μg/L、70 μg/L、38 μg/L、38 μg/L。

铅在多种环境介质中的迁移过程、机理已经得到初步的研究，利用同位素示踪方法解析某些特定地区某种特定环境介质中的铅的主要贡献源方面也取得了较大的成果。目前国际上对铅的环境污染源解析研究已经取得较大的进展，现在已经将研究重点转向人体血液中铅的来源识别和潜在暴露途径分析等方面（表 5-2）。

血铅污染源解析可以用同位素示踪来判定血铅与环境中的铅是否存在相关性，最早是国外利用此技术进行了血铅来源的研究。美国是最早开展血铅暴露同位素溯源研究工作的国家，Manton 于 1973 年在《自然》杂志上发表了有关人体血液铅来源的研究，采用同位素技术识别达拉斯市气溶和汽油铅同位素指纹特征，结果显示各种汽油中铅同位素平局比值与大气颗粒物中铅同位素比值相似，表明了气溶胶中的铅主要来源于各种含铅汽油；并指出人体血铅同位素指纹特征反映了过去血样中铅的暴露，而不是采集血样时对铅的暴露，人体血铅同位素指纹特征随着摄入铅的同位素指纹特征变化而缓慢变化。研究又进一步测定了达拉斯大气颗粒物铅同位素比值随时间的变化，同时测定了达拉斯市内两座冶炼厂排放的颗粒物铅同位素，表明大气颗粒物中的铅并非来源于冶炼厂。达拉斯居民血铅同位素比例表明，居民体内的铅并非来源于当时的大气颗粒物。

表 5-2　铅同位素研究进展（人体铅的源解析）

研究人员	主要研究内容	文献来源
Manton 等	通过 $^{208}Pb/^{207}Pb$、$^{206}Pb/^{207}Pb$ 的比例关系分析，探索性研究了美国食物中的铅的来源（食物中的飞尘）	*Environ. Sci. Technol*，2005
Tsuji 等	猎枪弹药中的铅是造成狩猎区人体血铅浓度升高的最主要来源	*Science of the Total Environment*，2008
Gulson	对近几十年来运用铅稳定同位素技术对环境健康和人体暴露等的研究进行了总结，建议研究应更多地集中在人体铅调查方面	*Science of the Total Environment*，2008
Liang 等	上海 6 岁以下儿童中血铅和大气颗粒、涂料、水和燃煤中的铅同位素分析，推断大气颗粒仍是儿童血铅中最重要的环境来源	*Environ. Sci. Technol*，2010

20 世纪 80 年代初，Yaffe 等（1983）对加利福尼亚地区少量儿童的血液样本进行了铅同位素溯源分析，经过比较当地土壤、灰尘、汽油、油漆、空气以及纸张等环境暴露样品中的铅同位素比值，发现加利福尼亚地区儿童血铅暴露来源是房屋外墙的含铅油漆。

Manton（1977）研究了血铅数据表明，有 7%～40%来源于大气。Facchet（1989）研究运用同位素指纹法证明，意大利西北部都灵市城区大气中的铅 90%是来源于汽油的排放，24%～27%的血铅是汽油源。

20 世纪 90 年代初期，澳大利亚 Guison B.L.等（1996）通过比较 Broken Hill 矿区 14 个家庭的生物样品（血液和尿液）与环境样品（包括厨房、天花板以及吸尘器中的灰尘和水等）中的铅同位素组成，发现同一个家庭中男性的血铅暴露与其职业有关，女性的血铅暴露主要是汽油、食物和水的混合来源，儿童血铅暴露则随着年龄而变化，主要是矿区来源。90 年代末，秘鲁 Naeher 等（2003）在该国两个城市（Lima 和 Callao）对 2 510 名儿童进行了血铅水平调查，本次大样本人群调查中使用了铅同位素分析技术，调查结果表明这些儿童的铅暴露来源更近似于矿石，而不是汽油。近十年来，墨西哥等国家的专业人员也在本国开展了一些大样本人群血铅暴露同位素溯源研究工作。

澳大利亚科学家 Gulson（2008）对近几十年来铅稳定同位素技术在环境健康和人体暴露等方面的研究进行了总结，分析了城市和矿区中不同的铅来源与暴露途径、铅在人体不同部位之间的迁移、人体铅的代谢等研究进展，最终得出铅稳定同位素技术是识别痕量铅污染研究的重要技术。近两年国内在人体血铅解析方面有重大突破，Liang 等（2010）利用铅同位素指纹技术研究了上海儿童血铅的来源，发现上海儿童血铅水平与大气颗粒物中铅的含量相关，而大气颗粒物中铅含量进一步与燃煤相关、与燃油不相关，所以燃煤飞灰是儿童暴露的主要铅源。总体上，我国在铅的源解析研究方面亟待加强。

Gulson 等（2009）发表了有关澳大利亚新南威尔士州铅锌冶炼厂周围儿童体内铅来源识别的论文，其中测定了儿童血铅、牙铅及各种潜在来源（土壤、尘、涂料、矿渣、气溶胶、冶炼厂排放颗粒物）铅的同位素指纹特征，表明 55%～100%的牙铅来源为冶炼厂排放。

我国是燃煤作为主要能源供应，因此燃煤尘及其沉积物很有可能是环境铅和儿童血铅的主要暴露来源。在成都地区利用铅同位素示踪表明其土壤铅污染类型属于燃煤—燃油混合型，植物根茎偏向于燃煤铅（尹英男，2007），而儿童也可能通过手口活动和食用将土壤和植物中的铅摄入体内造成血铅的升高，因此燃煤是儿童血铅的重要污染来源之一。煤铅中毒组和非中毒儿童组间存在差异，煤燃烧时产生的铅多聚集于贴近地面 1 m 以下的大气中，这正好是儿童的呼吸带和生活圈，有研究表明燃煤是儿童铅中毒的主要因素（陈敏等，2008；杨缨等，2005）。为评价燃煤大气铅排放量对儿童铅中毒的影响，秦俊法等（2010）发现两者之间存在密切关联，并得出其相关关系式，表明中国 40%的儿童铅中毒事件可用燃煤铅排放解释。

张雪等（2010）在分析儿童血铅形成的因素过程中，指出燃料燃烧及工业废气是儿童血铅形成的成因之一，并说明了煤燃烧产生的工业废气是严重的大气铅污染源；其次工业生产排放，特别是以铅为原料的生产过程和炼铅企业也是重要的铅污染源，每公斤煤含铅 0.6～33.1 mg。而目前在我国多数地方的家庭仍以煤或煤制品作为主要燃料，其室内空气中平均含铅量明显高于非燃煤家庭儿童的血铅水平，燃煤释放出的含铅气体是造成小儿铅中毒的一个家庭环境。研究者通过在重庆铜梁的研究发现，燃煤的气体中含有多环芳烃、铅和汞等化学物质，妊娠期间的妇女如果长时间暴露在这种污染的环境下，产后脐带血中铅的含量明显增高，从而对儿童血铅引进母源性来源，不利于婴儿和儿童的生长发育（Tang 等，2008）。结果证明：妊娠期的女性不适合生活在高污染的环境下。铅暴露会对社会发展造成不利影响，因为中国电厂目前生产的 75%的电力和中国大多数新建的工厂都以燃煤为主，对铜梁研究的结果与生活在中国其他地方儿童的发展是相关的，对制定关于能源和公共健康的政策有显著意义。

中国科学院上海应用物理研究所核分析研究室李燕课题组结合多年大气铅污染研究数据，利用铅同位素比值示踪等核分析手段追踪儿童血铅来源发现（Liang 等，2010）：上海市在逐步淘汰并停止使用含铅汽油后，儿童血铅水平与大气颗粒物中铅浓度具有很强的相关性，而大气颗粒物中铅浓度与煤炭的消耗量有关，而不与含铅汽油有关。结合 $^{207}Pb/^{206}Pb$ 测量比，发现煤炭消耗产生的粉煤灰是上海儿童主要的铅暴露来源，而不是汽车尾气、冶金粉尘、油漆粉尘和饮用水等传统认为的污染源，并推测在那些能源供给结构主要依赖燃煤的发展中国家的大城市也存在同样的情况。儿童再通过呼吸和手口活动摄入这些颗粒沉积物，从而被儿童吸收到血液中，造成血铅的升高。儿童血铅主要来源于燃煤，这是儿童血铅污染来源上的重大突破。此前，该课题组通过多种核分析技术（PIXE、µPIXE、XAFS 等）结合研究了上海市大气中铅的浓度及相应的化学形态并定量计算了不同铅污染源的贡献率，发现燃煤烟尘是大气中铅的主要污染源之一，并首次提出控制大气铅污染，必须首先采取相应措施控制煤炭燃烧排放。并且在该研究中还提出了在不知道铅从肺部和胃肠道系统到血液中的输送效率的情况下，不能下结论说颗粒物的吸入是比通过手口活动摄入灰尘更重要的铅暴露来源。因此有必要进行进一步的研究，明确铅从身体内部到血铅中的吸收分数和输送分数，以进一步确定血铅污染来源。

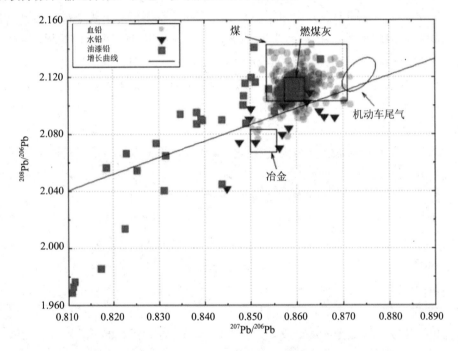

图 5-2　上海地区儿童血铅和各环境介质中铅的同位素比值关系

Tsuji 等（2008a，2008b）研究了加拿大偏远的 First Nations 地区居民体内血铅的可能来源。研究表明，该地区空气和水体中铅的含量都很低，但是该地区保留了打猎并消费当地猎物的习俗。因此，研究人员通过对狩猎季前、后当地居民人体血铅浓度和稳定同位素比例（$^{206}Pb/^{204}Pb$、$^{206}Pb/^{207}Pb$、$^{208}Pb/^{206}Pb$ 的比值）的对比分析，以及猎枪弹药中铅稳定同位素比例的分析，发现猎枪弹药中的铅是造成人体血铅浓度升高的最主要来源。

5.4　其他方法

当然，在实际的应用中还有一些不常用的方法，如化学质量平衡法、元素比值法、矿物学法、地球化学分析法、形态分析法等，这些方法主要结合常用的统计学方法、空间分析法及同位素示踪法等以进行相互验证。

随着来源解析方法的研究增多，各种方法也在逐渐完善及成熟，现如今已经应用到环境科学、生物科学及地球化学科学等领域中，极大地促进了环境污染来源和人体暴露来源的发展研究。尤其是铅同位素示踪法在铅的污染源和污染程度等环境监测方面都已经崭露头角，并业已成为追踪污染源和评价污染程度行之有效的方法之一。铅同位素指纹分析技术是一种非常强大的工具，已被广泛应用于判断环境中铅的来源，铅同位素指纹分析技术相对于浓度分析技术，需要较少的数据处理，并能用较少的样本量提供准确的答案，具有较高的辨别能力。然而，铅同位素指纹分析技术也有一定的局限性，如利用铅同位素指纹分析技术解析污染源时，检测费用相对较高，一次性设备费用投入大，实验室清洁程度要求高，样品预处理花费大，需要收集各个排放源样品的铅同位素特征值，并且需要建立排放源样本的铅同位素数据库。铅同位素指纹分析技术一般适用于少数主要污染源存在的情况下，且各污染源具有不同的同位素组成特征值，即各污染源与本地源相比，应具有独特的同位素组成特征值；如果没有独特的同位素组成特征值，则铅污染源的区分不能依赖于铅同位素指纹分析技术。此外，很多案例存在不确定性，如在相当数量的较弱的污染源取代主要污染源的情况下。在实际应用中，因受到同位素组成参数的限制，同位素指纹分析技术往往只能区分 2～3 个主要污染源的贡献率。

铅污染的来源鉴别和解析在微观上对人们认识铅在环境和人体等方面的污染机理提供重要的证据，宏观上对环境质量现状、污染程度进行正确的评价和对铅污染源进行准确、有效治理的前提。然而，由于铅污染来源非常复杂，因此对其源解析和识别是一个比较困难的过程。目前，各种源解析方法都还存在各自的不足，有必要对铅源解析问题展开全面、系统的研究，从各方面来加强与发展源解析。

目前，我国在解析环境介质铅和人体铅来源方面取得了一些进展，但是总体而言，我国在铅的源解析研究方面与国外相比还有较大的差距。因此，我国在应对不断发生的铅污染事件时，除了采取积极有效的行政干预和强制环境管理等措施外，同时应该加快铅污染对环境及人体健康的影响机理的研究。而稳定同位素技术在环境铅及人体铅和暴露途径的突出优势，给该领域的研究指明了研究方向（李培中等，2013）。目前，国内已经有学者开始开展此项工作，如 Liang 等（2010）对上海 6 岁以下儿童中血铅和大气颗粒、涂料、水和燃煤中的铅进行了同位素分析，数据表明在含铅汽油被禁用后城市儿童血铅中 $^{207}Pb/^{206}Pb$ 比值仍然与大气颗粒中的组分非常接近，从而推断大气颗粒仍是儿童血铅中最重要的环境来源。并且根据大气颗粒与城市燃煤中 $^{207}Pb/^{206}Pb$ 比值相近的情况，推断燃煤是造成城市儿童血铅升高的主要来源。

然而，上述研究还只是对人体血铅进行了定性的源分析，该领域发展的必然方向和研究焦点将是将同位素组成和多元混合模型相结合，对人体血铅的环境来源进行定量解析。该方法的建立可以帮助人们识别人体血铅的各种途径、所占比例，从而有针对性地提出防控策略，保护人群（尤其是铅污染重发区的儿童）的身体健康。当单一的铅同位素不足以区分两种来源或两种以上的铅污染，可以辅以其他金属同位素进行识别。

　　因此，引入铅同位素示踪技术与暴露分析模型相结合的方法，以多元混合模型为基础，综合运用多种来源解析方法相互辅助，便于解析和鉴别铅污染的来源，进而实现铅污染事件高发地区（涉铅矿开采、冶炼加工地区）人体内铅的环境来源定量解析。既为当前严峻急迫的铅污染现状提供了重要的基础理论分析，又能够追踪该领域国际发展趋势，同时促进我国重金属污染防治科学的发展，最终保证人类和生态环境的安全。

本章参考文献

[1] AI-Rajhi M A，Seaward M R D. 1996. Metal levels in indoor and outdoor dust in Riyadh，Saudi Arabia. Environment International，22（3）：315-324.

[2] Anju D K. 2003. Heavy metal levels and solid phase speciation in street dust of Delhi，India. Environment Pollution，123：95-105.

[3] Aradhi K Krishna，M Satyanarayanan，Pradip K Govil. 2009. Assessment of heavy metal pollution in water using multivariate statistical techniques in an industrial area：A case study from Patancheru，Medak District，Andhra Pradesh，India. Journal of Hazardous Materials，2：1-8.

[4] Bacon J R，Hewitt I J. 2005. Heavy metals deposited from the atmosphere on upland Scottish soils：Chemical and lead isotope studies of the association of metals with soil components. Geochimica et Cosmochimica Acta，69（1）：19-33.

[5] Bi X Y，Feng X B，Yang Y G, et al. 2009. Allocation and source attribution of lead and cadmium in maize（Zea may L.） impacted by smelting emissions. Environmental Pollution，157：834-839.

[6] Bodarenko I，Treiger B，Van Grieken，et al. 1996. IDAS：a windows based software package for cluster analysis. Spectrochim Acta，B51：441-456.

[7] Brain Gulson，Michael Korsch，Martin Matisons，et al. 2009. Windblown Lead Carbonate as the Main Source of Lead in Blood of Children from a Seaside Community：An Example of Local Birds as "Canaries in the Mine". Environmental Health Perspectives，117（1）：148-154.

[8] Carignan J，Libourel G，Cloquet，et al. 2005. Lead isotope composition of fly ash and flue gas residues from municipal solid waste combustors in France：Implications for atmospheric lead source tracing. Environ. Sci. Technol，39：2018-2024.

[9] Chen J M，Tan M G，Li Y L，et al. 2005. A lead isotope record of shanghai atmospheric lead emissions in total suspended particles during the period of phasing out of leaded gasoline. Atmospheric Environment，39：1245-1253.

[10] Chiardia M，Chenhall B E. 1997. Identification of historical lead source in roof dusts and recent lake sediments from an industrialized area：indications from lead isotopes. Science of the Total Environment，

20（5）：107-128.

[11] Chow J C. 1995. Measurement methods to determine compliance with ambient air quality standards for suspended particles. Air & Waste Manage Assoc，45：320-382.

[12] Chow T J. 1972. Lead isotopes in North American coals. Science，176：510-511.

[13] Chow T J，Johnstone MS. 1965. Lead isotopes in gasoline and aerosols of Los Angeles basin，California. Science，147：502-503.

[14] Chow T J. 1970. Lead accumulation in roadside soil and grass. Nature，225：295-296.

[15] Dickin A P. 1995. Radiogenic Isotope Geology. Cambridge：Cambridge University Press：490.

[16] Duzgoren-Aydin N S. 2007. Sources and characteristics of lead pollution in the urban environment of Guangzhou. Science of the Total Environment，385：182-195.

[17] Ellam R M. 2010. The graphical presentation of lead isotope data for environmental source apportionment. Science of the Total Environment，408：3490-3492.

[18] Facchet I S. 1989. Lead in petrol：the isotopic lead expermient. Acc Hem Res.，22：370-374.

[19] Feng Liang，Guilin Zhang，Mingguang Tan，et al. 2010. Lead in Children's Blood Is Mainly Caused by Coal-Fired Ash after phasing out of leaded gasoline. Environ. Sci. Technol.，44：4760-4765.

[20] Feng Zhou，Huaicheng Guo，Lei Liu. 2007. Quantitative identification and source apportionment of anthropogenic heavy metals in marine sediment of Hong Kong. Environmental Geology，53（2）：295-305.

[21] Franco-Uría A，López-Mateo C，Roca E，et al. 2009. Source identification of heavy metals in pastureland by multivariate analysis in NW Spain. J. Hazardous Materials，165：1008-1015.

[22] Gil C，Boluda R，Ramon J. 2004. Determination and evaluation of cadmium，lead and nickel in greenhouse soils of Almeria（Spain）. Chemosphere，55（7）：1027-1034.

[23] Gordon G E. 1988. Receptor models. Environmental Science Technology，22（10）：1132-1142.

[24] Gulson B L，Mizon K L，Korch M J，et al. 1996. Impact on blood lead in children and following relocation from their source of exposure and contribution of skeletal tissue to blood lead. Bulletin of Environmental Contamination & Toxicology，56（4）：543-550.

[25] Gulson B L. 2008. Stable lead isotopes in environmental health with emphasis on human investigations. Science of the Total Environment，400：75-92.

[26] Hakan Pekey，Duran Karaka，Mithat Bakoglu. 2004. Source apportionment of trace metals in surface waters of a polluted stream using multivariate statistical analyses. Marine Pollution Bulletin，49：809-818.

[27] Hao Y C，Guo Z G，Yang Z S，et al. 2008. Tracking historical lead pollution in the coastal area adjacent to the Yangtze River Estuary using lead isotopic compositions. Environmental Pollution，156：1325-1331.

[28] Harrison R M，Chirgawl M B. 1989. The assessment of air and soil as contributors of some trace metals to vegetable plants I. Use of a filtered air growth cabinet. Science of the Total Environment. 83（1/2）：13-34.

[29]　Harrison R M，Lsxen D P. 1981. Lead Pollution—Cause and control. London：Chapman and Hall Ltd.

[30]　Hitoshi Mukai，Atsushi Tanaka，Toshihiro Fujii，et al. 2001. Environmental Regional characteristic of sulfur and lead at several Chinese urban sites. Environ. Sci. Technol.，35：1064-1071.

[31]　Hitoshi Mukai，Naokl Furuta，Toshihiro Fujii，et al. 1993. Characterization of sources of lead in the urban air of Asia using ratios of stable lead isotopes. Environ. Sci. Technol.，27（7）：1347-1356.

[32]　Jin C W，He Y F，Zhang K，et al. 2005. Lead contamination in tea leaves and non-edaphic factors affecting it. Chemosphere，61：726-732.

[33]　John G Farmer，Lorna J Eades. 1996. Stable lead isotope record of lead pollution in Loch Lomond sediments since 1630 A.D. Environment Science Technology，30：3080-3083.

[34]　Kachenko A，Singh B. 2006. Heavy metals contamination in vegetables grown in urban and metal smelter contaminated sites in Australia. Water Air and Soil Pollution，169（1/2/3/4）：101-123.

[35]　Kurkjian R，Dunlap C，Flegal A R. 2002. Lead isotope tracking of atmospheric response to post-industrial conditions in Yerevan，Armenia. Atmospheric Environment，36：1421-1429.

[36]　Lark R M，Bellamy P H，Rawlins B G. 2006. Spatio-temporal variability of some metal concentrations in the soil of eastern England，and implications for soil monitoring. Geoderma，133（3-4）：363-379.

[37]　Lee C S L，Qi S H，Zhang G，et al. 2008. Seven thousand years of records on the mining and utilization of metals from lake dediments in Central China. Environ. Sci. Technol.，42：4732-4738.

[38]　Manton W I. 1973. Significance of lead isotope composition in blood. Nature，244：165-167.

[39]　Manton W I. 1977. Sources of lead in blood：identification by stable isotopes. Archives of Environmental Health，32：149-157.

[40]　Manton W I，Angle C R，Krogstrand K L. 2005. Origin of Lead in the United States Diet. Environ. Sci. Technol.，39：8995-9000.

[41]　Marcantonio F，Flowers G，Thien L，et al. 1998. Lead isotopes in tree rings：chronology of pollution in bayou Trepagnier，Louisiana. Environmental Science Technology，32（16）：2371-2376.

[42]　Marie Lynn Miranda，Rebecca Anthopolos，Douglas Hastings. 2011. A Geospatial Analysis of the Effects of Aviation Gasoline on Childhood Blood Lead Levels. Environmental Health Perspectives，119（10）：1513-1516.

[43]　Martin J A R，Arias M L. 2006. Heavy metals contents in agricultural top soils in the Ebro basin（Spain）. Application of the multivariate geoestatistical methods to study spatial variations. Environ Pollut，144（3）：1001-1012.

[44]　Mihaljevic M，Ettler V，Sebek O，et al. 2006. Lead isotopic signatures of wine and vineyard soils-tracers of lead origin. Journal of Geochemical Exploration，88：130-133.

[45]　Munksqaard N C. 1998. Lead isotope ratios determined by ICP-MS：Monitoring of mining-derived metal particulate in atmospheric fallout，Northern，Australia. Science of the Total Environment，217（1/2）：113-125.

[46] Naeher L P，Rubin C S，Hernandez-Avila M，et al. 2003. Use of isotope ratios to identify sources contributing to pediatric lead poisoning in Peru. Archives of Environment Health，58（9）：579-589.

[47] Oulhote Y，Bot B L，Poupon J，et al. 2011. Identificaiton of sources of lead exposure in French children by lead isotope analysis：a cross-sectional study. Environment Health，10：1-11.

[48] Pernicka E. 1992. Comments Ⅲ，evaluating lead isotope data：comments on E. V. S ayre，K. A. Yener, E. C. Joel and I. L. Barnes，'Statistical evaluation of the presently accumulated lead isotope datafrom Anatolia and Surrounding regions'，and reply. Archaeometry，34（2）：322.

[49] Rabinowitz，M B. 2005. Lead isotopes in soils near five historic American lead smelters and refineries. Science of the Total Environment，346：138-148.

[50] Raghunath R，Tripathi R M，Kumar A V，et al. 1997. Assessment of Pb，Cd，Cu，and Zn exposures of 6 to 10 year-old children in Mumbai. Environmental Research（Section A），80（3）：215-221.

[51] Sonke J E，Sivry Y，Viers J，et al. 2008. Historical variations in the isotopic composition of atmospheric zinc deposition from a zinc smelter. Chemical Geology，252（3/4）：145-157.

[52] Shotyk W D，Weiss P G，Appleby A K，et al. 1998. History of atmospheric lead deposition since 12，370 14C yr BP from a peat bog，Jura Mountains，Switzerland. Science，281：1635-1640.

[53] Spencer K，Shafer D J，Gauldie R W，et al. 2000. Stable lead isotope ratios from distinct anthropogenic sources in fish otoliths：a potential nursery ground stock marker. Comparative Biochemistry and Physiology，Part A，127（3）：273-284.

[54] Sun Y L，Zhuang G S，Zhang W J，et al. 2006. Characteristics and sources of lead pollution after phasing out leaded gasoline in Beijing. Atmospheric Environment，40：2973-2985.

[55] Tang Deliang，Li Tinyu，Jason J，et al. 2008. Effects of Prenatal Exposure to Coal-Burning Pollutants on Children's Development in China. Environmental Health Perspectives，116（5）：674-678.

[56] Temmerman L D，Hoenic M. 2004. Vegetable crops for bio-monitoring lead and cadmium deposition. Journal of Atmospheric Chemistry，49（1/2/3）：121-135.

[57] Tommasini S，Davies G R，Elliott T. 2000. Lead isotope composition of tree rings as bio-geochemical traces of heavy metal pollution：a reconnaissance study from Firenze，Italy. Applied Geochemistry，15（7）：891-900.

[58] Tsuji L J S，Wainman B C，Martin I D，et al. 2008b. Lead shot contribution to blood lead of First Nations people：The use of lead isotopes to identify the source of exposure. Science of the Total Environment，405：180-185.

[59] Tsuji L J S，Wainman B C，Martin I D，et al. 2008a. The identification of lead ammunition as a source of lead exposure in First Nations：The use of lead isotope ratios. Science of the Total Environment，393：291-298.

[60] USGS. 2005. Lead isotopic analyses of selected soil samples from the USEPA Vasquez Blvd.-I-70 study area，Denver，Colorado.

[61] Wang Guo，Su Miaoyu，Chen Yanhui，et al. 2006. Transfer characteristics of cadmium and lead from soil to the edible parts of six vegetable species in Southeastern China. Environ. Pollution，144（1）：127-135.

[62] Winchester J W，Bi Mu-tian. 1984. Fine and coarse aerosol composition in an Urban setting：a case study in Beijing，China. Atmospheric Environment，18：1399-1409.

[63] Wong C S C，Li X D，Zhang G，et al. 2003. Atmospheric deposition of heavy metals in the Pearl River Delta，China. Atmospheric Environment，37：767-776.

[64] Wong，C S C，Li X D. 2004. Pb contamination and isotopic composition of urban soils in Hong Kong. The Science of the Total Environment，319：185-195.

[65] Yaffe Y，Flessel C P，Wesolow SK I J，et al. 1983. Identification of lead sources in Californian children using the stable isotope ratio technique. Archives of Environmental Health，38：237-245.

[66] Yan S，Ling Q C，Bao Z Y. 2007. Metals contamination in soils and vegetables in metal smelter contaminated sites in Huang shi，China. Bulletin of Environmental Contamination and Toxicology，79（4）：361-366.

[67] Zhang C B，Wu L H，Luo Y M，et al. 2008b. Identifying sources of soil inorganic pollutants on a regional scale using a multivariate statistical approach：Role of pollutant migration and soil physicochemical properties. Environmental Pollution，151：470-476.

[68] Zhang W G，Feng H，Chang J N，et al. 2008a. Lead（Pb）isotopes as a tracer of Pb origin in Yangtze River intertidal zone. Chemical Geology，257：257-263.

[69] Zhao F J，Adams M L，Dumont C，et al. 2004. Factors affecting the concentrations of lead in British wheat and barley grain. Environmental Pollution，131：461-468.

[70] Zheng Jian，Tan Mingguang，Yasuyudi Shibata，et al. 2004. Characteristics of lead isotope ratio sand elemental concent rations in PM_{10} fraction of airborne part iculate matter in Shanghai after the phase-out of leaded gaso line. Atmospheric Environment，38：1191-1200.

[71] Zhu B Q，Chen Y W，Peng J H. 2001. Lead isotope geochemistry of the urban environment in the Pearl River Delta. Applied Geochemistry，16：409-417.

[72] 白志鹏，张利文，彭林，等. 2006. 稳定同位素在污染物溯源与示踪中的应用. 城市环境与城市生态，19（4）：29-32.

[73] 白志鹏，张利文，朱坦，等. 2007. 稳定同位素在环境科学研究中的应用进展. 同位素，20（1）：57-64.

[74] 蔡立梅，马瑾，周永章，等. 2008. 东莞市农田土壤和蔬菜重金属的含量特征分析. 地理学报，63（9）：994-1003.

[75] 常向阳，朱炳泉. 2002. 元素—同位素示踪在环境科学研究中的应用. 广州大学学报（自然科学版），1（3）：67-70.

[76] 陈怀满. 1996. 土壤—植物系统中的重金属污染. 北京：科学出版社：7-15.

[77] 陈敏，和春霞，张俊杰. 2008. 平顶山3～6岁儿童铅中毒调查及影响因素分析. 中国实用医药，3（19）：

202-203.

[78] 陈毓蔚，江邦杰，程鸿德. 1996. 广州和佛山城区汽车尾气铅环境地球化学研究//赵振华，等. 环境地球化学研究进展. 广州：华南理工大学出版社：29-30.

[79] 戴树桂，朱坦，白志鹏. 1995. 受体模型在大气颗粒物源解析中的应用和进展. 中国环境科学，15（4）：252-256.

[80] 戴树桂. 2005. 环境化学进展. 北京：化学工业出版社.

[81] 高博，王晓君，周怀东，等. 2011. 北京城市道路尘土中铅同位素特征及其源解析. 环境化学，30（5）：1045-1046.

[82] 尚志友，尹观，倪师军. 2004. 成都市城市环境铅同位素地球化学特征. 中国岩溶，23（4）：267-272.

[83] 关小敏. 2010. 湘江长株潭段水体重金属污染特征及污染源解析. 长沙：湖南大学.

[84] 郭波莉，魏益民，潘家荣. 2007. 同位素指纹分析技术在食品产地溯源中的应用进展. 农业工程学报，23（3）：284-289.

[85] 胡忻，曹密. 2009. 农田蔬菜中重金属污染和铅稳定同位素特征分析. 环境污染与防治，31（3）：102-104.

[86] 姜利兵，张建强. 2007. 土壤重金属污染的形态分析及生物有效性探讨. 工业安全与环保，33（2）：4-6.

[87] 金正耀. 2003. 铅同位素示踪方法应用于考古研究的进展. 地球学报，24（6）：548-551.

[88] 李培中，段小丽，程红光，等. 2013. 铅稳定同位素在环境源解析中的应用. 环境科学与技术，36（5）：63-67.

[89] 李文君，刘彩霞，王莉. 2001. 城市环境与城市生态，13（3）：61-62.

[90] 李显芳，刘咸德，李冰，等. 2006. 北京大气 $PM_{2.5}$ 中铅同位素测定和来源研究. 环境科学，27（3）：401-407.

[91] 李小飞，陈志彪，张永贺，等. 2013. 福州市公交枢纽站地表灰尘重金属含量、来源及其健康风险评价. 环境科学研究，26（8）：906-912.

[92] 李玉，俞志明，宋秀贤. 2006. 运用主成分分析（PCA）评价海洋沉积物中重金属污染来源. 环境科学，27（1）：137-141.

[93] 郦逸根，路远发. 2008. 西湖茶园茶叶铅污染铅同位素示踪. 物探与化探，32（2）：180-185.

[94] 刘东生，等. 黄土与环境. 北京：科学出版社，1985：247-248.

[95] 刘咸德，董树屏，郭冬发，等. 2004. 基于化学和同位素数据表征复合型大气铅污染过程. 质谱学报，25（1）：6-11.

[96] 路远发. 2006. 杭州西湖与运河沉积物铅同位素组成及其示踪意义. 地球化学，35（4）：443-452.

[97] 乔胜英，李望成，何方，等. 2005. 漳州市城市土壤重金属含量特征及控制因素. 地球化学，34（6）：635-641.

[98] 秦俊法，李增禧，楼蔓藤. 2010. 汽油无铅化后中国儿童铅中毒现状、污染源及防治对策. 广东微量

元素科学，17（1）：1-13.

[99] 史贵涛，陈振楼，许世远，等.2007. 上海城市公园土壤及灰尘中重金属污染特征. 环境科学，28（2）：238-242.

[100] 孙铁珩，周启星，李培军.2001. 污染生态学. 北京：科学出版社.

[101] 汤国安，杨昕.2006. 地理信息系统空间分析实验教程. 北京：科学出版社.

[102] 王婉，刘咸德，鲁毅强，等.2002. 北京冬季大气颗粒物中铅的同位素丰度比的测定和来源研究. 质谱学报，23（1）：21-29.

[103] 王婉，刘咸德，赵立蔚，等.2003. 用同位素方法评估天津市汽油无铅化进程. 中国环境科学，23（6）：627-630.

[104] 王婉，刘咸德.2002. 北京冬季颗粒物中铅的同位素丰度比的测定和来源研究. 质谱学报，23（1）：21-29.

[105] 王学军，李本纲，陶澍.2005. 土壤微量金属含量的空间分析. 北京：科学出版社.

[106] 王学松，秦勇.2007. 利用对数正态分布图解析徐州城市土壤中重金属元素来源和确定地球化学背景值. 地球化学，36（1）：98-102.

[107] 王政权. 1999. 地统计学及在生态学中的应用. 北京：科学出版社：1-101.

[108] 吴龙华，张长波，章海波，等.2009. 铅稳定同位素在土壤污染物来源识别中的应用. 环境科学，30（1）：227-230.

[109] 谢小进，康建成，等. 2010. 上海宝山区农用土壤重金属分布与来源分析. 环境科学，31（3）：768-774.

[110] 杨缨，王志芬，骆学东，等. 2005. 呼和浩特市 0～7 岁儿童血铅水平及影响因素调查. 中国儿童保健杂志，13（3）：262-263.

[111] 杨忠平，卢文喜，刘新荣，等.2010. 长春市城市近地表灰尘重金属污染来源解析. 干旱区资源与环境，24（12）：155-160.

[112] 杨忠平，卢文喜，辛欣，等.2008. 长春市城市土壤铅同位素组成特征及其来源解析. 吉林大学学报（地球科学版），38（4）：663-669.

[113] 杨卓亚，张福锁.1993. 土壤—植物体系中的铅. 土壤学进展，（5）：1-10.

[114] 尹英男.2007. 土壤—植物的重金属污染特征及铅同位素示踪研究. 成都：成都理工大学.

[115] 于瑞莲，胡恭任.2008a. 土壤中重金属污染源解析研究进展. 有色金属，60（4）：158-165.

[116] 于瑞莲，胡恭任，袁星，等. 2008b. 同位素示踪技术在沉积物重金属污染溯源中的应用. 地球与环境，36（3）：245-250.

[117] 张长波，骆永明，吴龙华.2007. 土壤污染物源解析方法及其应用研究进展. 土壤，2：190-195.

[118] 张晶，陈宗良，王玮.1998. 北京市大气小颗粒物的污染源解析. 环境科学学报，18（1）：62-67.

[119] 张雪，刘忠阳.2010. 儿童血铅的成因及其预防. 医学信息，23（12）：4450-4451.

[120] 章骅，姚其生，朱钰敏，等.2012. 固体废物重金属污染源解析技术研究进展. 科学通报，57（33）：3132-3138.

[121] 赵多勇，魏益民，郭波莉，等.2011. 铅同位素比率分析技术在食品污染源解析中的应用. 核农学报，25（3）：534-539.

[122] 郑娜，王起超，刘景双，等.2009. 葫芦岛市土壤、蔬菜重金属污染空间变化规律. 环境科学，30（7）：2071-2076.

[123] 钟堃，张金良.2008. 中国儿童血铅来源及相关影响因素. 环境与健康杂志，25（7）：651-654.

[124] 朱赖民，张海生，陈立奇.2002. 铅稳定同位素在示踪环境污染物中的应用. 环境科学研究，15（1）：27-30.

第六章 铅的风险防控对策

6.1 国外经验

6.1.1 美国

美国曾经历过严重的铅污染问题。经过不懈的努力，过去的 30 余年，美国大气铅排放下降了 97%，儿童血铅水平下降了 90%（USEPA，2006）。强化环境与健康风险管理是美国铅污染防控取得显著成效的重要保障。

6.1.1.1 相关法律、法规

美国通过立法把铅污染防治提上联邦政府议事日程，通过规划将铅污染防治纳入环保和卫生部门常规工作。1988 年美国发布了《铅污染防治法》，1992 年发布了《居室涂料中有害物质铅的削减法案》，将降低儿童血铅水平、防治环境铅污染作为联邦政府的工作重点。联邦政府通过禁止使用含铅汽油、加强工业污染控制、控制使用室内含铅涂料等手段，逐步将导致儿童血铅水平升高的主要污染来源予以控制，儿童血铅水平明显降低。此外，其他多项联邦法律法规中也含有关于铅污染防治的内容，如《有毒物质控制法》《联邦水污染控制法》《清洁空气法》《安全饮水法》《消费者产品安全法》《资源回收法》《环境应对、赔偿和责任综合法》等，多方面保障铅污染防治工作的贯彻落实。

美国环保局制定了专门的铅削减计划，通过推动《清洁空气法》《安全饮水法》的实施等，加强了对空气、水等介质中铅的污染控制，通过贯彻《超级基金法案》，实施污染场地中铅的清理和修复，逐步降低了环境铅污染水平。

6.1.1.2 标准、规范

（1）基于健康风险评估，结合国情制定和加严环境铅质量标准。

在空气质量标准方面，1978 年，美国环保局将铅的大气质量标准定为 1.5 μg/m³，当时研究认为大气中 1 μg/m³ 的铅将会导致血铅升高 20 μg/L，儿童或成人血铅浓度达到 300μg/L 才需要采取干预措施，且同期美国儿童血铅均值为 149 μg/L，将铅空气质量标准

定为 1.5 μg/m³ 可以达到保护人体健康的需要。尽管美国将等于或高于 100 μg/L 作为儿童铅中毒标准，随着医学研究的不断深入，发现铅对健康影响无安全阈值，考虑到美国儿童血铅水平随着含铅汽油和含铅油漆的禁用大幅下降，2008 年美国决定将铅的大气质量标准加严至 0.15 μg/m³，同期美国儿童血铅均值为 15 μg/L，此时研究认为 1 μg/m³ 的空气铅可导致血铅升高 7 μg/L，铅的大气质量标准定为 0.15 μg/m³ 可以满足进一步维护人体健康的需要。

（2）为制定土壤环境质量标准提供基础。

美国环保局以人体可接受的血铅浓度作为制定土壤铅环境标准的基础，于 1994 年开发了 IEUBK 模型，研究空气、饮食、饮用水、土壤和灰尘中铅含量及进入人体后对血铅水平的影响，估算儿童群体血铅水平超过某一临界水平的概率，以此确定土壤铅环境标准。美国各州制定的土壤铅环境标准由此存在一定程度上的差异。

（3）基于最大可达控制技术制定工业铅排放标准。

按《清洁空气法案》要求，美国《有害空气污染物的国家排放标准》以最大可达控制技术（MACT）为基础，根据污染控制技术的发展而不断加严限值，以最大限度降低工业污染物排放量。美国环保局于 2001 年 5 月开始实施铅冶炼厂排放监管的 MACT 规则。根据规定，美国空气污染物（包含铅）排放标准必须以最先进污染控制技术能够达到的排放水平为基础。新建企业排放限值不得低于采用最佳控制技术的类似企业所能达到的排放控制目标；已有企业排放限值不得高于排放控制水平处于前 12% 的现有企业的平均值（如果该类污染源不多于 30 个，则以排放控制最好的前五名的平均值为准）。

（4）实施土壤铅污染治理逐渐降低儿童环境铅暴露重要风险。

工业污染排放的铅进入环境中经过迁移转化后主要汇集于土壤介质中，即使工业污染源消失后，土壤中的铅也很难在短期内消除。土壤和灰尘是儿童铅暴露的重要来源，土壤治理是美国应对铅污染的核心内容之一。美国依据《环境应对、赔偿与责任综合法》，建立了严格的土壤修复决策和管理体系，并基于风险评价确定优控污染场地或区域，将土壤铅含量降低到"接触该土壤的儿童或儿童群体的血铅水平超过 100 μg/L 的概率不超过 5%"作为风险防控目标。为保证相关政策和措施落到实处，美国环保局一是可以通过提起诉讼或发布行政命令，强迫土壤污染防治责任主体采取清除或补救行动，对违反这些命令的人员，可以处以最高每天 25 000 美元的罚款；二是如果环保局选择亲自负责组织实施污染治理，可以按规定要求一个或多个责任主体支付净化成本补偿，责任主体包括铅污染排放源的过去和现在所有者。

6.1.1.3　有关措施

美国疾病卫生控制中心（CDC）根据《铅污染防治法》设立了专门的《儿童铅污染防治规划》，逐步通过制定有关政策措施、开展健康教育、实施公共干预等手段阻断儿童铅暴露途径，支持科学研究等手段，开展铅污染防治工作。1991 年美国 CDC 要求对 6 个月～

6 岁的儿童进行血铅普遍筛查，并把该项工作列为儿科医师的一项常规。

美国环保局成立之初，为明确环境保护工作重点和优先次序，通过比较风险评估，将铅及其化合物列为优控污染物之一。为掌握或预测铅污染健康风险状况和发展趋势，美国形成了完备的铅环境健康风险评估体系，以指导和规范评估工作。

（1）发布技术指南，统一评估方法和程序

美国环保局从 20 世纪 70 年代起，陆续发布了《重金属健康风险评估指南》《比较风险评估》《致癌物健康风险评估技术指南》和《暴露评价技术指南》以及专门针对铅的健康风险评估程序。

（2）制定各种评价模型、手册和数据库等技术支持工具

美国环保局建立了综合风险评估系统和污染物毒性数据库，汇集了大量关于铅污染的毒性资料；建立的 IEUBK 模型和 AALM 模型可用于预测儿童和成人暴露各环境介质中铅的血铅水平，成为世界各国科研人员参考的工具；每十年更新发布一次暴露参数手册，为铅风险评估提供了符合国情的基础数据。

（3）通过监测和调查掌握国家铅污染状况和儿童血铅水平

一是美国环保局在日常环境质量监测中，将环境空气、水、土壤中的铅作为主要的评价指标予以监测，适时掌握铅的环境污染状况。二是美国疾病预防控制中心也设立了儿童血铅监测体系，定期开展儿童血铅水平监测，掌握全国儿童血铅水平的变化；一旦发现有超标现象，就要及时采取措施。三是美国定期组织全国性环境与健康基础调查，包括：儿童血铅水平调查、人群暴露调查和人群行为方式调查等，掌握全国范围内环境铅污染健康影响状况，预测发展趋势。

（4）定期开展铅污染健康风险评估，为政策措施调整提供依据

铅的风险评价是美国环保局的日常工作之一，以掌握全国空气、水、土壤中铅的健康风险水平及其变化趋势。如美国环境局每五年就要对环境空气质量标准中的铅进行一次大规模的健康风险评估，评价环境标准是否适应社会发展和保护人体健康的需要，以及调整面临的科学技术可达性。

（5）具备强大的环境与健康风险评价技术支撑机构和人才队伍

美国环保局下设国家暴露研究室和国家健康与环境效应研究室开展环境与健康科学研究工作，将提高环境风险评估的可靠性和降低风险评估的不确定性作为研究重点，开发风险评估技术和工具，相应的专业技术人员目前大约有 1 000 人。

（6）明确职责，多部门协作联手系统推进铅污染防治工作

铅污染来源途径复杂，需要多部门协作系统化开展污染防控工作。依据联邦政府环境保护相关法律法规，美国环保局、食物和药品管理局、住房和城市发展部、消费者产品安全委员会、疾病预防控制中心、职业安全与健康局等多个职能部门都参与了铅污染防范和健康风险控制。通过不同部门的分工协作，从矿石开采、冶炼到产品、消费、流通、废弃、回收等全过程的铅污染问题都受到关注，环境铅污染状况及人群铅暴露水平的基础调查、

健康风险监测和公共卫生干预都得到有效保障。其中，环保局负责制定空气、水和土壤等的相关质量标准和污染物排放标准，实施土壤铅污染修复计划，从而减少铅污染风险；食物和药品管理局负责管理化妆品、食品和牙科产品中的铅的使用，从而减少来自生活用品的铅暴露；职业安全和健康局负责管理职业铅暴露；疾病预防控制中心负责实施儿童铅暴露削减计划等。

6.1.2 欧盟

6.1.2.1 相关法律、法规

欧盟为防治土壤中的重金属污染，分阶段颁布了相关法律。1972 年颁布了《欧洲土壤宪章》，1983 年出台了有关国际标准，2004 年欧盟委员会制定了一项土壤保护战略，决定采用土壤信息和监测系统的法律规定，2004 年年底制定了《堆肥和其他生物垃圾处理规程》。

欧盟关于空气中铅污染的立法主要有：《环境空气质量评估和管理指令》（又称《空气质量框架指令》，1996）、《关于环境空气中二氧化硫、二氧化氮、氮氧化物、微粒物和铅含量限值的指令》（又称《第一子指令》，1999）等。欧盟 2008 年颁布的《欧洲环境空气质量和更加清洁空气指令》，则在空气质量评估一章第一部分中对二氧化硫、二氧化氮和氮氧化物、微粒物、铅、苯和一氧化碳等做出规制。

6.1.2.2 标准、规范

针对电子产品废弃物，欧盟成员国、欧洲议会及理事会颁布了众多的电子废弃物立法，其中《废弃电气电子设备指令》（WEEE 指令）和《禁止在电气电子设备中使用特定有害物质的指令》（ROHs 指令）被称为 "全球最严厉的环保法令"，是欧盟立法制定的一项强制性标准。欧盟规定自 2006 年 7 月 1 日起，投放市场的新的电气电子设备（ROHs 附件所列的例外）不得含有汞、镉、铅、六价铬等有毒有害物质。同时，要求从 2006 年 7 月 1 日开始，电子电器设备中禁止使用铅、水银、镉、六价铬；其中，镉限量指标为 0.01%，其他三种重金属的限量指标为 0.1%，并要求生产者承担其产品在废弃后的处理责任。

6.1.2.3 有关措施

欧洲国家早在 20 世纪 80 年代末就已开始着手建立国家级的环境健康行动计划（Ministry of Health and Ministry of Environment of Lithuania，2001），也建立了自己的国家环境健康行动计划（David Suzuki Foundation，2007；Commonwealth of Australia，1999；USEPA，1987），以鉴定、预防、规划与治理环境威胁对公众健康的影响。

WHO（1994）提出的《欧洲环境健康行动计划》中提出要在行动计划中实施定量的

分析方法——健康风险评价。《欧洲环境健康策略》（Commission of the European Communities，2003）和《欧洲环境健康行动计划（2004—2010）》（Commission of the European Communities，2004）两个文件确立了在环境健康决策制定中使用科学的基于风险的研究和正式风险评价技术建议。此后，欧洲在评价室内空气健康问题和儿童与青少年由于环境原因引起的疾病负担和伤害等项目中使用了风险评价和健康影响评价等定量分析方法。

进入 20 世纪 90 年代，欧美发达国家发生了环境战略重大转变，通过总结 30 多年来实行污染控制战略的经验和教训，先后提出了污染预防战略。欧盟于 1993 年颁布了《综合污染预防与控制（IPPC）指令》，指令中提出预防或减少污染物排放的技术措施应基于最佳可行技术（BAT）。最佳可行技术不仅是制定排放限值标准的基础，同时对预防生产过程中的污染产生提出了要求，丰富了传统的污染排放许可证制度。目前，欧盟已制定了水泥、畜禽、废弃物焚烧、热电厂、钢铁等多个行业的 BREF 文件，并在文件中提出相应的 BAT 技术。

6.1.3 日本

日本分阶段制定了一些法律法规和政策，规定了土壤中重金属含量的限值，具体包括《农用地土壤污染防止法律》（1970 年）、《市街地土壤污染暂定对策方针》（1986 年）、《土壤污染环境标准》（1991 年）、《与重金属有关的土壤污染调查·地下水污染调查·对策方针》《关于土壤·地下水污染调查·对策方针》和《土壤污染对策法》（2002 年）。从 20 世纪 80 年代开始，日本对土壤污染现状进行监测，从土壤污染的程度、面积、类型等多角度分析土壤污染的原因。同时，日本为防治电子废弃物造成的铅等重金属污染，出台了一系列法律、法规，具体包括：1970 年制定了《废弃物处理法》，1991 年 10 月颁布实施了《促进再生资源利用的相关法律》，2000 年日本国会通过了《促进循环型社会形成基本法》的纲领性法律，2001 年 4 月施行《家电再生利用法》，推动电子废弃物处理由"大量废弃型"转变为"循环型"处理模式。

日本由于汽车拥有量仅次于美国，且工业高速发展，在 20 世纪 60 年代大气中铅的污染就已形成。1970 年开始控制汽油铅的添加量，并实现普通汽油无铅化，无铅汽油占汽油总消费量的 95%以上，城市大气中的铅浓度随之减少。1983 年禁止销售含铅汽油，汽油无铅化达到 100%。1983—1985 年调查显示：日本城市街道和主要交通干线上的铅浓度发生显著变化，70 年代以来一直在减少，1975 年明显减少，1984 年铅污染质量浓度为 1～3 μg/m³，还不到 16 年前的 1/10（郭笃发，1994）。

6.2 我国现状

6.2.1 政策、法律、法规

《废电池污染防治技术政策》（环发[2003]163 号）指出：铅回收率大于 95%；再生铅的生产规模大于 5 000 t/a；再生铅工艺过程采用密闭熔炼设备，并在负压条件下生产，防止废气逸出；具有完整的废水、废气的净化设施，废水、废气排放达到国家有关标准；再生铅冶炼过程中产生的粉尘和污泥得到妥善、安全处置；逐步淘汰不能满足上述基本条件的土法冶炼工艺和小型再生铅企业。

近年来，随着中国城市化、工业化的发展，环境污染日益严重，其中铅是主要污染源。因此，我国相关部门又采取了一系列措施。

国务院 2009 年批转的《关于重金属防治工作的指导意见》，将"摸清重金属污染情况，确定重点防控区域、行业、企业和高风险人群，集中解决一批危害群众健康和生态环境的突出问题"、"建立环境与健康风险评估体系"确立为工作目标，将防控铅等重金属污染作为工作重点。《国家环境与健康行动计划（2007—2020）》也将"制订国家环境与健康风险等级区划"作为一项重要工作任务。《重金属污染综合防治"十二五"规划》明确了重金属污染防治的目标，即到 2015 年，重点区域重点重金属污染物排放量比 2007 年减少 15%，非重点区域重点重金属污染物排放量不超过 2007 年水平，重金属污染得到有效控制。

国家发改委 2007 年发布《铅锌行业准入条件》，对企业布局及规模和外部条件要求，工艺和装备，能源消耗，资源综合利用，环境保护，安全生产与职业危害，监督管理等方面进行了规定。规定自然保护区、生态功能保护区、风景名胜区、饮用水水源保护区等需要特殊保护的地区，大中城市及其近郊，居民集中区，疗养地，医院和食品、药品等对环境条件要求高的企业周边 1 km 内，不得新建铅锌冶炼项目，也不得扩建除环保改造外的铅锌冶炼项目。国家发改委 2005 年发布《产业结构调整指导目录（2005 年本）》以及国家发改委、财政部、国土资源部、商务部、中国人民银行、海关总署、国家税务总局、国家环境保护总局、国家安全生产监督管理总局等 2006 年发布的《关于规范铅锌行业投资行为加快结构调整指导意见的通知》等，在规范铅冶炼行业方面都做出了相应的规定。根据《铅锌行业准入条件》，铅锌冶炼及矿山采选污染物排放要符合国家《工业炉窑大气污染物排放标准》（GB 9078—1996）、《大气污染物综合排放标准》（GB 16297—1996）、《污水综合排放标准》（GB 8978—1996）、固体废物污染防治法律法规、危险废物处理处置的有关要求和有关地方标准的规定。防止铅冶炼二氧化硫及含铅粉尘污染以及锌冶炼热酸浸出锌渣中汞、镉、砷等有害重金属离子随意堆放造成的污染。

2011 年，国务院批复了《重金属污染综合防治"十二五"规划》（以下简称《规划》）。

《规划》要求：重点区域重金属污染物排放量比 2007 年减少 15%，非重点区域重金属污染物排放量不超过 2007 年水平。到 2015 年，要建立起比较完善的重金属污染防治体系、事故应急体系和环境健康风险评估体系；进一步优化重金属相关产业结构，基本遏制住突发性重金属污染事件高发态势。

6.2.2　有关标准

环境质量标准考虑了铅污染的健康风险，排放标准以质量标准为依据并考虑到了经济、技术条件，环评技术标准对确保生态安全和人体健康提出了明确要求。环境质量标准是基于保障人体健康和生态环境的科学基准而制定的，其中基于人体健康的基准是在大量毒理学研究成果的基础上，考虑足够安全余量，结合流行病学调查和健康风险评估而得出的，并考虑了污染物的累积效应；为防止建设项目对生态安全和人体健康造成损害，环保部门已发布了 30 项环境影响评价的技术标准。除了要求企业严格遵守环境保护法律法规的要求并实现达标排放外，对建设项目还应通过分析其选址和采用的生产工艺，对环境影响等进行预测和评估，提出污染防治对策和措施，确定建设项目与环境敏感点的关系等，确保厂界外或周围环境敏感点达到环境质量标准的要求。

6.2.2.1　环境保护及相关标准

（1）环境质量及相关标准

目前与铅有关的环境质量标准有《环境空气质量标准》《地表水环境质量标准》《地下水质量标准》和《土壤环境质量标准》。

《环境空气质量标准》（GB 3095—1996）规定了铅的季平均质量浓度和年平均质量浓度限值，分别为 1.50 μg/m³ 和 1.00 μg/m³，制定依据主要是世界卫生组织（WHO）、欧洲及美国的环境基准研究成果。《地表水环境质量标准》（GB 3838—2002）为保护人体健康、水生生物和作物生长，规定Ⅰ类～Ⅴ类水体中铅的标准限值依次为 0.01 mg/L、0.01 mg/L、0.05 mg/L、0.05 mg/L 和 0.1 mg/L。其中，Ⅲ、Ⅳ类水体限值主要是依据美国环保局 1980 年环境水质基准 0.056 mg/L 制定的，Ⅰ、Ⅱ类水域主要是依据分析方法的检出限（0.01 mg/L）制定的，Ⅴ类水体较Ⅲ、Ⅳ类稍有放宽。《地下水质量标准》（GB/T 14848—93）规定：Ⅲ类水体功能为集中式生活饮用水水源及工、农业用水，也是以人体健康基准值为依据制定的，限值为 0.05 mg/L。《土壤环境质量标准》（GB 15618—1995）划分为三级：一级标准为背景值，铅的限值为 35 mg/kg；二级标准为保护农作物从而保护人体健康，按照土壤 pH 值的不同规定了三个限值，分别为 250 mg/kg、300 mg/kg、350 mg/kg；三级标准考虑某些高背景和高容量地区的情况，限值定为 500 mg/kg。

表 6-1 环境质量标准

类别	标准名称	文件号	制定部门	铅限值
大气	《环境空气质量标准》	GB 3095—1996	环境保护部	季平均：1.50 μg/m³；年平均：1.00 μg/m³
水	《地表水环境质量标准》	GB 3838—2002		I：≤0.01 mg/L；II：≤0.01 mg/L；III：≤0.05 mg/L；IV：≤0.05 mg/L；V：≤0.1 mg/L
	《地下水质量标准》	GB/T 14848—93	原地矿部	I：≤0.005 mg/L；II：≤0.01 mg/L；III：≤0.05 mg/L；IV：≤0.1 mg/L；V：>0.1 mg/L
	《海水水质标准》	GB 3097—1997	原环保总局、海洋局	I：≤0.001 mg/L；II：≤0.005 mg/L；III：≤0.01 mg/L；V：≤0.05 mg/L
	《农田灌溉水质标准》	GB 5084—2005	农业部	≤0.1 mg/L
	《渔业水质标准》	GB 11607—89	原环保总局	≤0.05 mg/L
	《生活饮用水卫生标准》	GB 5749—2006	卫生部	≤0.01 mg/L
土壤	《土壤环境质量标准》	GB 15618—1995	原环保总局	I级（自然背景）：35 mg/kg；II级（pH<6.5、6.5~7.5、>7.5）：250 mg/kg、300 mg/kg、350 mg/kg；III级（pH>6.5）：500 mg/kg

我国的《生活饮用水卫生标准》中规定[1]水质常规指标及限值铅为 0.01 mg/L。《城市供水水质标准》[2]中也规定铅为 0.01 mg/L。

我国《食品中污染物限量》[3]中对铅的规定见表 6-2。

表 6-2 GB 2762—2005 食品中污染物限量

	食品	限量（MLs）/（mg/kg）		食品	限量（MLs）/（mg/kg）
1	谷类	0.2	10	球茎蔬菜	0.3
2	豆类	0.2	11	叶菜类	0.3
3	薯类	0.2	12	鲜乳	0.05
4	禽畜肉类	0.2	13	婴儿配方粉	0.02
5	可食用畜禽下水	0.5	14	鲜蛋	0.2
6	鱼类	0.5	15	果酒	0.2
7	水果	0.1	16	果汁	0.05
8	小水果、浆果、葡萄	0.2	17	茶叶	5
9	蔬菜（球茎、叶菜、使用菌类除外）	0.1			

---

① 中华人民共和国卫生部，中国国家标准化管理委员会. GB 5749—2006 生活饮用水卫生标准.
② 中华人民共和国建设部. CJ/T 206—2005 城市供水水质标准.
③ 中华人民共和国卫生部，中国国家标准化管理委员会. GB 2762—2005 食品中污染物限量.

我国日用品标准。国家质检总局《国家玩具安全技术规范》[①]（GB 6675—2003）中玩具油漆涂料中铅的可溶出限量是 90 mg/kg；国家质检总局《铅笔涂漆层中含铅量卫生标准》[②]（GB 8771—1988）中铅笔涂层中可溶性铅的最高允许含量不应超过 250 mg/kg；《化妆品卫生规范》[③]（GB 7916—1987）规定铅化妆品中有毒物质限量为 40 mg/kg（含醋酸铅的染发剂除外）。

（2）排放和控制标准

我国目前控制大气铅污染的标准主要有《工业炉窑大气污染物排放标准》（适用于金属熔炼行业），其他行业执行《大气污染综合排放标准》。现行涉铅排放标准主要有《大气污染综合排放标准》《工业炉窑大气污染物排放标准》《污水综合排放标准》《生活垃圾焚烧污染控制标准》和《危险废物焚烧污染控制标准》等。

《大气污染综合排放标准》（GB 16297—1996）和《工业炉窑大气污染物排放标准》（GB 9078—1996）根据铅的毒性、可蓄积性，并考虑电除尘器、袋式除尘器和化学吸收法等污染治理技术水平，分别对 1997 年 1 月 1 日起新改扩建项目排放铅污染物提出了限值要求，其中大气二级排放标准为 0.7 mg/m³（有组织）、0.006 mg/m³（无组织），工业炉窑二级排放标准限值金属熔炼为 10 mg/m³，其他 0.1 mg/m³。《污水综合排放标准》（GB 8978—1996）根据铅对人体健康和水生生物的影响，并考虑我国的技术、经济水平，规定总铅最高允许排放质量浓度为 1.0 mg/L，并要求有色金属冶炼及金属加工行业的水重复利用率为 80%。该要求接近发达国家和地区的控制水平。《生活垃圾焚烧污染控制标准》（GB 18485—2001）以处理技术为依据，规定了 1.6 mg/m³ 排放限值。《危险废物焚烧污染控制标准》（GB 18484—2001）依据发达国家危险废物焚烧设施 90 年代大气污染物排放标准的水平，确定了 1.0 mg/m³ 的排放限值。上述要求与国外相当，如丹麦 1.4 mg/m³，英国 1.0 mg/m³。排放和控制标准见表 6-3。

表 6-3 排放和控制相关标准

类别		标准名称	文件号	制定部门	铅限值
排放	废气	《铅、锌工业污染物排放标准》	GB 25466—2010	环境保护部	有组织排放：现有企业（2011.1-12）≤10 mg/m³；现有企业（2012.1-）≤8 mg/m³；新建企业（2010.1-）≤8 mg/m³；无组织排放：企业边界 1 小时平均浓度≤6 μg/m³
		《大气污染综合排放标准》	GB 16297—1996	原环保总局	有组织排放≤0.7 mg/m³；无组织排放（周界外浓度最高点）≤6 μg/m³
		《工业炉窑大气污染物排放标准》	GB 9078—1996	原环保总局	环境质量二类功能区执行二级排放标准，金属熔炼≤10 mg/m³；其他≤0.1 mg/m³

---

① 国家质检总局. GB 6675—2003 国家玩具安全技术规范.

② 国家质检总局. GB 8771—1988 铅笔涂漆层中含铅量卫生标准.

③ 中华人民共和国卫生部. GB 7916—1987 化妆品卫生规范.

类别		标准名称	文件号	制定部门	铅限值
排放	废水	《铅、锌工业污染物排放标准》	GB 25466—2010	环境保护部	现有企业（2011.1-12）≤1.0 mg/L；现有企业（2012.1-）≤0.5 mg/L；新建企业（2010.1-）≤0.5 mg/L；特别保护区域≤0.2 mg/L
		《污水综合排放标准》	GB 8978—1996	原环保总局	≤1.0 mg/L
控制	废物处置	《国家玩具安全技术规范》	GB 6675—2003	轻工联合会	≤90 mg/kg
		《铅笔涂层中可溶性元素最大限量》	GB 8771—2007	卫生部	≤90 mg/kg
		《车用汽油有害物质控制标准》	GWKB 1.1—2011	环境保护部	≤5 mg/kg
		《粮食卫生标准》	GB 2715—2005	卫生部	≤0.2 mg/kg
		《农用污泥中污染物控制标准》	GB 4284—1984	原环保总局	pH<6.5：300 mg/kg；pH≥6.5：1 000 mg/kg
		《城镇垃圾农用控制标准》	GB 8172—87		≤100 mg/kg
		《农用粉煤灰中污染物控制标准》	GB 8173—87		酸性土壤（pH<6.5）：≤250 mg/kg；中性或碱性土壤（pH≥6.5）：≤500 mg/kg
		《危险废物焚烧污染控制标准》	GB 18484—2001		《铅锌行业准入条件》规定再生铅企业选址需参考危险废物焚烧厂选址原则
		《危险废物焚烧污染控制标准》	GB 18484—2001	原环保总局	≤1.0 mg/m³
		《生活垃圾焚烧污染控制标准》	GB 18485—2001	原环保总局	≤1.6 mg/m³

（3）卫生防护距离标准

见表6-4。

表6-4　我国卫生防护距离标准

类别	标准名称	文件号	制定部门	铅限值
安全防护距离	《工业企业设计卫生标准》	GBZ 1—2010	卫生部	卫生防护距离为在正常条件下，无组织排放的有害气体（大气污染物）自生产单元边界到居住区的范围内，能够满足国家居住区允许浓度相关标准规定的所需最小距离。对于目前国家尚未规定卫生防护距离要求的，宜进行健康影响评估，并根据实际评估结果作出判定
	《铅蓄电池厂卫生防护距离标准》	GB 11659—89	卫生部	依据近五年平均风速和生产规模，确定最短防护距离在300～800 m不等

（4）产业技术标准

见表 6-5。

表 6-5　环保部颁布的铅产业技术政策和技术标准

类别	名称	文件号	主要内容
技术标准	《清洁生产标准—铅蓄电池工业》	HJ 448—2008	1. 一级（国际清洁生产先进水平）：除铅尘效率≥99.5%；铅蓄电池总铅产生量≤0.25 g/kVAh； 2. 二级（国内清洁生产先进水平）：除铅尘效率≥99%；铅蓄电池总铅产生量≤0.45 g/kVAh； 3. 三级（国内清洁生产基准水平）：除铅尘效率≥98%；铅蓄电池总铅产生量≤0.60 g/kVAh
	《废铅酸蓄电池收集和处理污染控制技术规范》	HJ 519—2009	1. 现有再生铅的生产规模大于 1 万 t 铅/a，铅回收率大于 95%； 2. 改扩建企业再生铅生产规模大于 2 万 t 铅/a； 3. 新建企业生产规模应大于 5 万 t 铅/a，铅回收率大于 97%
	《清洁生产标准—铅电解业》	HJ 513—2009	1. 一级（国际清洁生产先进水平）：铅锅炉≥100 t；全过程自动化水平高；铅回收率≥99%；单位产品铅尘产生量≤8 kg//t； 2. 二级（国内清洁生产先进水平）：铅锅炉≥75 kg/t；自动化水平较高；铅回收率≥99%；单位产品铅尘产生量≤12 kg/t； 3. 三级（国内清洁生产基准水平）：铅锅炉≥65 t；自动化水平一般；铅回收率≥98%；单位产品铅尘产生量≤20 kg/t
	《清洁生产标准—废铅酸蓄电池回收业》	HJ 510—2009	1. 火法冶金类：（1）一级（国际清洁生产先进水平）：铅回收率>98%，渣含铅率<1.8%；（2）二级（国内清洁生产先进水平）：铅回收率>97%，渣含铅率<1.9%；（3）三级（国内清洁生产基准水平）：铅回收率>95%，渣含铅率<2.0%； 2. 湿法冶金类：（1）一级（国际清洁生产先进水平）：铅回收率>99%，渣含铅率<1.6%；（2）二级（国内清洁生产先进水平）：铅回收率>98%，渣含铅率<1.8%；（3）三级（国内清洁生产基准水平）：铅回收率>95%，渣含铅率<2.0
	《清洁生产标准—粗铅冶炼业》	HJ 512—2009	1. 一级（国际清洁生产先进水平）：铅回收率≥97%，单位产品颗粒物产生量≤1.5 kg//t； 2. 二级（国内清洁生产先进水平）：铅回收率≥97%；单位产品颗粒物产生量≤3 kg/t； 3. 三级（国内清洁生产基准水平）：铅回收率≥96%；单位产品颗粒物产生量≤5 kg/t

6.2.2.2　血铅标准

2006 年，卫生部组织制定了《儿童高铅血症和铅中毒预防指南》及《儿童高铅血症和铅中毒分级和处理原则（试行）》（卫妇社发[2006]51 号）。《儿童高铅血症和铅中毒预防指南》指出：儿童高铅血症和铅中毒是完全可以预防的。通过环境干预、开展健康教育、有重点的筛查和监测，达到预防和早发现、早干预的目的。开展广泛的健康教育对预防儿童高铅血症和铅中毒十分重要。通过面对面的宣传与指导、知识讲座、发放宣传资料等，传播铅对儿童毒性作用的相关科学知识，改变人们的知识、态度和行为，预防和减少铅对儿童的危害。儿童铅中毒的发展是一个缓慢的过程，早期并无典型的临床表现。通过筛查早期发现高铅血症儿童，及时进行干预，以降低铅对儿童机体的毒性作用。同时通过筛查资料分析，评价环境铅污染状况，进行定期监测。

《儿童高铅血症和铅中毒分级和处理原则（试行）》指出，儿童高铅血症和铅中毒要依据儿童静脉血铅水平进行诊断。

高铅血症：连续两次静脉血铅水平为 100～199 mg/L。

铅中毒：连续两次静脉血铅水平等于或高于 200 mg/L，并依据血铅水平分为轻、中、重度铅中毒。

轻度铅中毒：血铅水平为 200～249 mg/L；

中度铅中毒：血铅水平为 250～449 mg/L；

重度铅中毒：血铅水平等于或高于 450 mg/L。

儿童铅中毒可伴有某些非特异的临床症状，如腹隐痛、便秘、贫血、多动、易冲动等；血铅等于或高于 700 mg/L 时，可伴有昏迷、惊厥等铅中毒脑病表现我国现行的铅中毒诊断标准如表 6-6 所示。

表 6-6 我国现行铅中毒诊断标准表

铅中毒诊断	《职业性慢性铅中毒诊断标准》	GBZ 37—2002	卫生部	观察对象：血铅≥400 mg/L 或尿铅≥70 mg/L；铅中毒：血铅≥600 mg/L 或尿铅≥120 mg/L，且伴有其他生理生化指标改变或临床症状
	《儿童高铅血症和铅中毒分级和处理原则（试行）》	卫妇社发[2006]51 号	卫生部	连续两次静脉血血铅水平为 100～199 μg/L 为高铅血症，200～249 μg/L 为轻度铅中毒，250～449 μg/L 为中度铅中毒，≥450 μg/L 为重度铅中毒

6.2.3 有关措施

（1）针对铅毒的危害我国已开始全面宣传，成立了全国儿童期铅损伤防治协作组织，并制定了防治措施。如在全国范围内推广使用无铅汽油；积极推行铅相关行业的清洁生产工艺，从源头削减和全过程控制，减少污染物排放量；推广使用无铅材料，如无铅油漆、涂料等；在各大城市相继开展了儿童血铅情况的普查活动，并在北京、上海和武汉等城市开设了儿童驱铅病房。

（2）无铅汽油推广。按照《国务院办公厅关于限期停止生产销售使用车用含铅汽油的通知》（国办发[1998]129 号，以下简称《通知》）的规定，自 2000 年 1 月 1 日起，全国所有汽油生产企业一律停止生产含铅汽油，改产无铅汽油，自 2000 年 7 月 1 日起，全国所有加油站一律停止销售含铅汽油，改售无铅汽油；自 2000 年 1 月 1 日起，汽车制造企业生产的所有汽油车都要适合使用无铅汽油。新生产的轿车要采用电子喷射装置并安装排气净化装置。这是我国第一项关于铅污染和风险防控的举措。数据分析表明，从 2000 年我国全面禁止使用含铅汽油以来，儿童血铅平均水平有所降低，但仍高于西方发达国家水平。

（3）加强铅污染管理执法力度。国家对环保法规的执法力度也在不断加强，各级政府也相应出台了一些相关的政策法规，如《关于加强铅蓄电池及再生铅行业污染防治工作的通知》（环发[2011]56 号）指出，对发生重大铅污染事件的地区，一律停止所有建设项目的审批；对存在环境问题和隐患的违法企业，一律先停产整改；发生事故的地区，政府主要领导一律要承担责任；凡是发生重大、特大污染事件的地区，一律撤销所有环保荣誉称号。

6.2.4 存在的问题

6.2.4.1 我国铅污染防治环境标准体系构建中存在协调性和衔接性问题

我国大气铅排放标准不能满足环境质量标准的要求。首先，大气铅排放标准值设定与控制技术相关。我国铅锌工业生产控制技术相对落后，达到《铅、锌工业污染物排放标准》和《大气污染综合排放标准》设定的大气铅有组织排放限值 8 mg/m^3 和 10 mg/m^3 有相当大的难度，而国际先进技术可以达到 4 mg/m^3。其次，需要通过设置防护距离解决无组织排放问题。我国《铅、锌工业污染物排放标准》和《大气污染综合排放标准》对无组织排放的要求是企业边界大气铅≤6 μg/m^3，为大气铅季均、年均浓度的 4 倍和 6 倍。因此，现阶段即使我国涉铅企业均达到排放标准，也未必能满足环境质量要求，必须通过设置防护距离来保证防护距离外的人居环境空气中铅浓度符合环境质量标准。

针对涉铅企业的防护距离设定缺乏明确、具体规定。一是对涉铅企业防护距离的科学、系统量化规定有待加强。目前我国仅针对铅蓄电池行业，考虑不同生产规模和气象条件结合环境流行病学调查研究，确定卫生防护距离在 300～800 m 不等。《铅锌行业准入条件》只是规定"……居民集中区……对环境条件要求高的企业周边 1 km 内，不得新建铅锌冶炼项目，也不得扩建环保改造外的铅锌冶炼项目"，对于"1 km"的适用条件以及非新建项目没有规定。二是现有标准对防护距离的规定过于原则，实际运用可操作性不强。《工业企业设计卫生标准》是强制性标准，要求"对于目前国家尚未规定卫生防护距离要求的，宜进行健康影响评估，并根据实际评估结果作出判定"，但没规定评估方法；《环境影响评价技术导则—大气环境》是推荐性标准，规定的是计算防护距离的普适方法，但涉铅企业工艺和无组织排放源强千差万别，需要调查制定专门参数用于防护距离的计算。

涉铅环境标准、卫生标准之间存在协调性和衔接性问题。一是缺乏相关研究，难以判断职业卫生标准、无组织排放标准是否需要调整，如何调整。《工业场所有害因素职业接触限值》规定工作场所铅尘≤50 μg/m^3、铅烟≤30 μg/m^3，远高于《铅、锌工业污染物排放标准》和《大气污染综合排放标准》对无组织排放≤6 μg/m^3 的要求。未来需要通过研究二者之间的关系为标准是否需要调整、如何调整提供依据。二是缺乏儿童血铅总体分布和背景值数据，无法评价我国环境空气铅标准的科学性与合理性。WHO 研究认为，当98%

儿童血铅水平低于 100 μg/L、中位数低于 54 μg/L、1 μg/m³ 空气铅可致 50 μg/L 血铅且自然来源所致血铅背景值为 30 μg/L 时，大气铅年均指导值可定为 0.5 μg/m³。但由于我国缺乏儿童总体血铅水平和背景值的基础数据，因此难以评价大气铅年均值（1 μg/m³）在保护人体健康方面的科学性及合理性。三是地表水环境质量标准严于地下水，水源地水质符合地表水、地下水标准也未必是安全饮用水。《地下水质量标准》规定Ⅳ类水（铅≤0.1 mg/L）经适当处理后可作为生活饮用水，《地表水环境质量标准》规定水源水质需达到Ⅲ类水（铅≤0.05 mg/L），《生活饮用水卫生标准》为铅≤0.01 mg/L（WHO 指导值为≤0.01 mg/L），但现阶段我国水厂净化工艺不能去除铅。四是含铅固体废物用于农业生产的科学性需要重新评价。20 世纪 80 年代制定的《农用污泥中污染物控制标准》《城镇垃圾农用控制标准》和《农用粉煤灰中污染物控制标准》三项标准目前仍在使用。含铅固体废物长期用于农业生产，能否达到《土壤环境质量标准》《粮食卫生标准》和《食品中污染物限量》的要求，以及由此带来的人体健康风险至今尚无评价。

6.4.2.2　我国铅污染防治工作基础薄弱，难以满足健康风险防控需求

（1）我国环境铅污染与人群血铅的总体状况不明。涉及铅的全国性调查目前有全国污染源调查、全国土壤污染状况调查、1998 年和 2005 年城市 0～6 岁儿童血铅水平调查。上述调查分别进行，调查目的、对象和范围不同，设计和方法不统一，在说明铅环境污染对人群健康影响这一问题上难以互相支持，加之环境与健康综合监测尚未建立，以下情况至今无法定量说明：一是不同铅污染来源对环境的影响；二是不同环境介质中铅的分布特点；三是人群血铅背景值和血铅水平总体分布特点；四是涉铅企业周边人群血铅水平分布特点。由此，政府部门不能准确把握我国环境铅污染对人群健康损害的状况和变化趋势，也不利于评价相关政策和措施的针对性和有效性。

（2）缺乏科学统一的调查、评价方法和技术规范。我国环境铅污染对人群血铅影响问题的调查和应急处置工作，在调查范围、调查对象、调查指标、样本量、样品采集方法、检测仪器、质控方法和统计方法等方面存在较大差异，导致同一样品出现不同的检测结果，也难以确认不同来源、居住环境与生活方式等多种因素对人体血铅水平的各种影响及暴露途径，致使不同地区的调查结果之间可比性差。上述情况导致政府部门难以拿出科学合理的调查结果，不利于回应公众的质疑和及时发布信息引导媒体，影响政府的公信力。

6.3　我国铅风险防控的必要性

我国是世界最大的铅生产和消费国，2008 年全国铅产量占全球的 37.8%，总消费量占全球的 35.7%。有关资料统计显示，仅约 1/4 的铅被回收再利用，其余大部分以废气、废水、废渣等各种形式排放于环境中，造成大面积的大气、水体、土壤等环境铅污染。最终，影响人体的神经系统、造血系统、消化系统以及生殖系统，危害人体健康。

儿童因其生理特点使其对一些重金属物质特别敏感，是重金属污染的易感人群和主要受害者，儿童铅中毒问题成为全社会普遍关注的主要问题。1999 年我国部分地区和城市儿童血铅水平调查显示，平均 38% 的儿童血铅超标。2000 年我国禁止使用含铅汽油以来，城市儿童血铅水平有明显降低，但至今仍有 10%～15% 的城市儿童和 20% 左右的农村儿童血铅超标，尤其是在部分工矿企业周边地区儿童血铅污染更为严重，甚至发生过多起严重的铅污染和儿童铅中毒事件。自 2006 年甘肃徽县发生首次儿童血铅事件之后，"血铅超标"事件时有发生，袭卷陕西、河南、湖南、福建、广东、四川、湖南、江苏、山东等地。

有效应对儿童血铅污染事件，并制定切实可行的长期防控对策，防患于未然，成为当前环境管理面临的主要问题之一。

儿童血铅污染是多源污染、多途径暴露下、长期累积下的综合作用结果。不同污染特征的地区、不同生活习惯的儿童在铅的暴露途径和来源方面具有很大的差异。解析儿童血铅污染的主要暴露途径和污染源，是有针对性地采取措施、有效防范风险的关键。然而，迄今为止我国在关于涉铅企业周边儿童铅污染的暴露途径和来源方面的研究基础薄弱，认识严重不足，使得在血铅污染事件的处理中，往往不能拿出有说服力的证据，导致对企业污染、居住环境与生活方式等多种因素在影响儿童血铅水平中的作用和确定人群主要暴露途径方面难以做出科学合理的解释；而且，在儿童血铅污染事件应急调查过程中，缺乏关于铅污染来源、暴露途径、健康风险判断以及应急处理处置措施等的统一调查方法和标准技术规程，使得在血铅污染事件处理中，缺乏有效可信的方法依据，难以得出具有很好可比性和科学性的结论，也不利于今后同类事件处理中作为借鉴。

6.4　我国铅污染防治对策建议

6.4.1　继续开展全国范围内铅污染导致健康损害的专项调查

环境污染与健康损害事件调查与单纯的环境质量调查在方法上存在很大差异：一是监测点位的选择应根据人群活动范围确定；二是分析时需将污染源、环境污染程度与健康损害情况分布相结合，比较其空间一致性；三是充分考虑人群的暴露途径，分析其他可能致病原因，如父母的职业、家庭是否燃煤、儿童营养状况等；四是分析环境质量和人群健康时均应选择合理的对照。只有采用科学可靠的调查方法，才能尽快找出污染源，快速解决问题。

我国现已开展了部分地区铅污染专项调查，今后应继续加强相关工作，尤其是对 6 岁以下儿童进行定期的血铅筛查和监测，如发现血铅超标，应及时寻找和确定污染源，弄清我国铅环境污染所致健康损害的种类、程度、性质及区域分布情况，掌握铅环境污染所致疾病谱。

6.4.2　健全环境与健康监管体制

环境与健康管理不仅包括环境风险管理和卫生管理，还包括从污染源到健康影响所有环节的管理。因此，环境与健康监管体制尤为重要，环保部门应以人体健康为本，根据对人体健康的风险调整行政资源配置重点，从而实现健康角度而言的重点地区、重点污染物优先监测和治理，尽快建立环境与尽快综合监测体系。

当前，我国大多数的环评报告对健康影响仅给出了防护距离，即排放有害因素的单位（车间或工段）的边界至居住区边界的最小距离。现行的防护距离是按照相关标准或《制定地方大气污染物排放标准的技术方法》（GB/T 13201—91）规定的方法计算得出，比较粗略，难以对企业和项目建成可能造成的健康风险进行科学系统的评价。

建议把环境健康影响评价作为环境影响评价的重要内容，以预测、分析和评估由规划和建设项目实施后可能造成的环境质量变化而带来的人群健康影响及其安全性。

6.4.3　补充环境标准确立保障人体健康的中心地位

我国现行的重金属相关环境标准提出时间较早，存在问题有：以重金属总量作为土壤质量标准难以反映其生物效应；某些指标（如铅）的标准偏高，不利于保护儿童健康，评价技术未利用新的健康风险评估手段。因此，需要补充相关标准以确立保障人体健康的中心地位。

应补充制定儿童铅干预标准和儿童铅中毒诊断标准、用于儿童用品的铅含量标准、铅中毒治疗规范等。我国目前尚无儿童铅中毒诊断标准，现采用的是卫生部组织制定的《儿童高铅血症和铅中毒预防指南》及《儿童高铅血症和铅中毒分级和处理原则（试行）》。尽管国际普遍接受美国 CDC 儿童血铅标准，但其他国家和种族的铅中毒诊断标准是否适用于我国儿童并未进论证；此外，目前国际上已有专家学者提出以儿童血铅≥100 μg/L 作为铅中毒诊断标准过于宽松，需要重新研究修订。其次，制定我国儿童铅中毒诊断标准有利于统一标准和检查方法以开展人群血铅水平调查，调查结果能够反映被调查人群的血铅水平。

应进一步关注开发建设项目对周边人群健康的影响，在借鉴国际经验的基础上，科学论证适合我国的健康风险评价方法，将其纳入环境影响评价中，逐步完善并严格执行环境影响评价；针对我国现阶段的主要环境污染物对人体健康造成的危害开展研究，开展主要污染物的健康危险度评价，尤其是针对重大环境问题和主要环境污染物，探索其与健康损害的内在联系，为完善我国环境质量标准提供有力的技术支撑；加强铅的多介质环境行为研究和铅中毒生理学机制研究，通过研究确定污染物环境基准及其对我国人群健康影响的阈值。

6.4.4 构建重金属（铅）环境与健康风险评估体系

发展环境与健康风险评估能力是将健康风险理念贯彻到环境管理各项工作的基础。在诸多重金属中，科学界对铅的健康影响认识、评价方法和指标以及污染防治技术相对成熟，以铅为切入点对于构建和完善重金属环境与健康风险评估体系具有重要探索意义。一是实施长期、动态的铅污染健康风险监控和预警，选择有代表性的铅污染健康风险地区，建立环境铅与人群生物监测网络。二是建立完善的环境污染致健康损害事件报告体系，在环保系统现有环境事件报告体系的基础上，增加环境污染导致健康损害事件相关信息的报送内容，制定报告制度和方案。三是统一、规范环境铅污染健康风险评价方法、程序和技术要求，建立风险评估模型、决策支持系统。四是制定能够反映国情、实施风险评价所必需的各类指标、参数和基础数据。五是培养从事环境与健康科学研究及风险评价专业技术支撑机构和人才队伍。

6.4.5 依据土壤污染水平积极推动土壤修复工作

目前，我国尚没有统一的土壤污染防治法律和修复标准。全国铅污染调查中发现，部分地区一些已经超过铅污染最高标准数倍的农田仍在实施种植，作物超标数十倍之多。因此，这些地区急需开展土壤修复工作。建议在全国铅污染调查的基础上，依据土壤污染水平，制定并实施土壤修复方案。

6.4.6 加强铅污染环境与健康信息公开及宣传教育

近年来，国家对环境与健康信息的需求越来越高，"建立国家环境和信息共享和服务系统"已列入《国家环境与健康行动计划》，环境部门和卫生部门都承担了环境与健康领域信息公开的主要职责。由于我国环境健康信息公开法律制度刚刚起步，还存在一定问题，需要对强对环境与健康信息重视，防止不报、漏报，在铅污染环境健康信息公开上，需要环保、卫生等多个部门通力合作，分工明确，通过有效的调查、监测进行详细的信息报送，尤其是关于铅污染水平及其对人群健康影响状况与发展趋势等的大量基础数据需要及时进行信息公开，在此基础上，开展环境健康宣传教育，促进公众参加，有效降低铅危害。

在信息公开方面，要扩大公开范围，让民众的知情权得到保障，并通过各部门协调，促进信息共享；另外，定期开展公共卫生干预措施，动员基层卫生力量，在学校和家庭开展卫生教育和监督，通过面对面宣传与指导、知识讲座、发放宣传资料等，传播重金属污染对敏感人群毒性作用的相关科学知识，对儿童及家庭进行行为指导并对儿童进行营养干预，改变人们的知识、态度和行为，预防和减少重金属污染对敏感人群的危害。同时，加强职业卫生干预和监督，切断职业暴露向公众的扩散。

本章参考文献

[1] Qishi Luo，Philip Catneyb，David Lernerc. 2009. Risk-based management of contaminated land in the UK：Lessons for China. Journal of Environmental Management，90：1123-1134.

[2] USEPA. 2008. Air Quality Criteria for Lead. EPA/600/R-05/144Bf.

[3] USEPA. 2007. Framework for Metals Risk Assessment. EPA 120/R-07/001.

[4] USEPA. 2008. Standard Operating Procedure for an In Vitro Bioaccessibility Assay for Lead in Soil. EPA 9200.1-86.

[5] WHO. 1989. Environmental Health Criteria 85-LEAD-Environmental Aspects. Geneva.

[6] WHO. 2003. Lead-Assessing the environmental burden of disease at national and local levels. Environmental Burden of Disease Series，No.2. Geneva.

[7] Xibiao Ye，Otto Wong. 2006. Lead exposure，lead poisoning，and lead regulatory standards in China，1990—2005. Regulatory Toxicology and Pharmacology，46：157-162.

[8] 郭笃发. 1994. 环境中铅和镉的来源及其对人和动物的危害. 环境科学，2（3）：73-75.

[9] 国冬梅，张立，周国梅. 2010. 重金属污染防治的国际经验与政策建议. 环境保护，1：74-76.

[10] 阚秀荣，张兆果. 1999. 环境铅污染与儿童健康及其防治. 职业与健康，15（6）：27-28.

[11] 谢伟. 2013. 欧盟大气污染防治法及对我国的启示. 学理论，12：118-119.

[12] 熊海金，袁宝珊. 1999. 国外防治儿童铅中毒的主要经验. 环境与健康杂志，16（6）：375-377.

[13] 余兵. 2006. 铅污染对儿童的影响及防治对策. 引进与咨询，6：125-129.

[14] 曾超谊，张春玲. 2002. 环境干预及健康宣教对儿童铅中毒的防治. 广东微量元素科学，9（2）：37-38.

[15] 张正勇，张松林，刘琳. 2007. 儿童铅暴露的危害及其防治. 环境与职业医学，24（5）：555-557.

[16] 中南财经政法大学，云南省环境监测中心站，云南省CDC，等. 2010. 中国环境健康法律分析报告，6：29-37.